स्पर्धात्मक योगासने

सर्वांगीण शारीरिक विकासासाठीच्या योगासनांसह

डॉ. मनाली देव

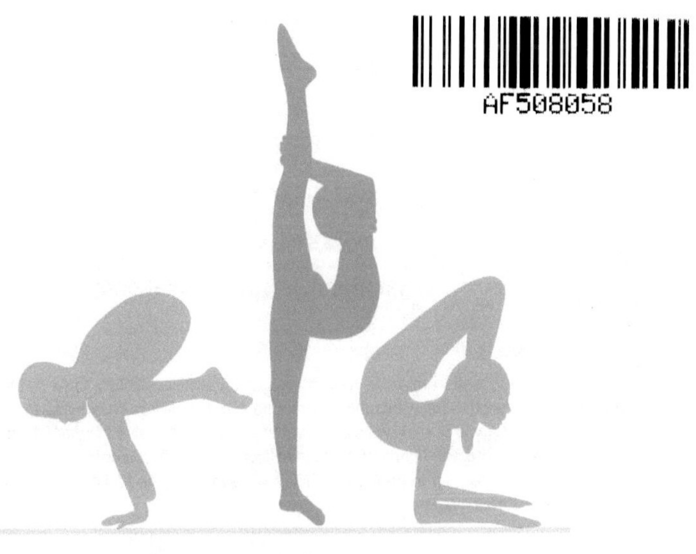

सकाळ प्रकाशन

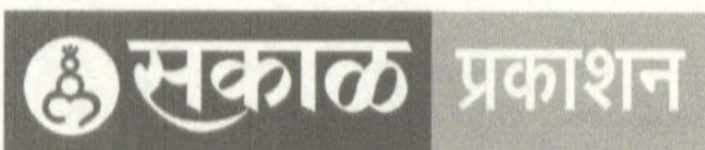

Spardhatmak Yogasane
Sarvangin Shareerik Vikasasathichya Yogasanansah
© Dr. Manali Deo, 2022

स्पर्धात्मक योगासने

सर्वांगीण शारीरिक विकासासाठीच्या योगासनांसह

© डॉ. मनाली देव, २०२२

प्रथम आवृत्ती	: मे, २०२२
मुखपृष्ठ	: मधुमिता शिंदे
मुद्रितशोधन व मांडणी	: यशोधन लोवलेकर
प्रकाशक	: सकाळ मीडिया प्रा. लि.
	५९५, बुधवार पेठ,
	पुणे ४११ ००२

ISBN	: 978-81-953649-7-8
संपर्क	: ०२०-२४४० ५६७८ / ८८८८८ ४९०५०
	sakalprakashan@esakal.com

ज्यांनी मला घडवले ते माझे सर्व शिक्षक, आई-बाबा
आणि ज्यांच्यामुळे मी या पुस्तकाचे लेखन करू शकले
ते माझे विद्यार्थी व त्यांचे पालक,
तसेच सर्व ज्ञात व अज्ञात हितचिंतक यांना मनापासून अर्पण!

योगसाधक

आयुष देव
चिन्मयी केळकर
अनिका पेठे
इशा नगरकर
ऋता जोशी
समृद्धी चितळे
आकांक्षा कुलकर्णी
आनंदी बिदनूरकर
शरण्या देवकर
केया गुरसाळे
आर्या इनामदार
शालिनी सोमण
निकिता वाघमारे
प्रीती अभ्यंकर
अनुष्का गुडमेवार
वर्तिका पाटील

ऋचा आठल्ये
वेदांती हरिपूरकर
ऋचा कानिटकर
वेदांत पठाडे
सावनी दात्ये
निखिल केळकर
विस्मया भागवत
निहारिका गद्रे
ऋजुता बापट
इशा पंत
रिया यादव
अनुश्री जोशी
तन्वी मुजुमदार
चिन्मय जोशी
अनिमेष पाध्ये
प्रिशा सागजकर

आभा लिमये
कौशिक बिदनूरकर
सावनी चित्राव
सिद्धी पवार
वैष्णवी प्रभू
रिया चोरडिया
स्वरा केंजळे
माही तलाठी
सुस्मिता बनहट्टी
सानिका ब्रम्हे
पूर्वा पुराणिक
सांची शिंदे
मिताली दास
सानिका गांधी
आदिती गोरे

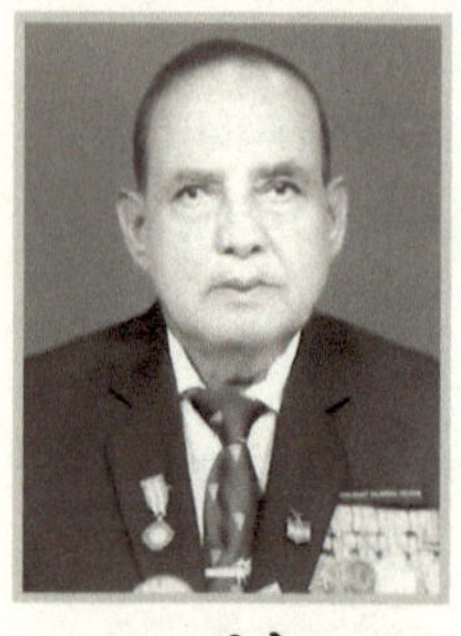

Murlikant Rajaram Petkar
India's 1st Paralympic Gold Medalist Swimmer
Padma Shri Awardee 2018

शुभंकरोती कल्याणम्
आरोग्यम् धनसंपदा ।।

या सुभाषिताप्रमाणे आज काळानुसार शरीर व्यवस्थित तर सर्व आयुष्य छान होते.

मनाली देव यांना मी पूर्वींपासून ओळखत आहे. त्यांचे योग प्रचार-प्रसाराचे कार्य मी स्वतः बघितले आहे. त्यांच्या विद्यार्थ्यांचे योग कौशल्यही बघितले आहे. अवघड आसने त्यांचे विद्यार्थी अगदी सहजपणे करतात. त्यामागची त्यांची योगप्रशिक्षक म्हणून घेतलेली मेहनत मला ठाऊक आहे.

'स्पर्धात्मक योगासने' या पुस्तकात त्यांनी स्पर्धात्मक, अवघड आसने सोप्या भाषेत सचित्र लिहिली आहेत. यांचा शालेय पातळीवरील विद्यार्थ्यांना नक्कीच खूप उपयोग होईल. योग्य ती काळजी घेऊन प्रत्येक जण या आसनांचा सराव करू शकेल.

'स्पर्धात्मक योगासने' हे पुस्तक मनाली देव व सकाळ प्रकाशनतर्फे प्रकाशित होत आहे. त्याकरिता मी व माझ्या परिवारातर्फे हार्दिक मनःपूर्वक शुभेच्छा देतो. तसेच पुढील वाटचालीसाठी मनालीला आशिर्वाद देतो.

पद्मश्री श्री. मुरलीकांत राजाराम पेटकर
(भारताचे पहिले पॅरालिम्पिक जलतरण स्पर्धेतील सुवर्णपदक विजेते)

Raja Parvati Niwas : 644/1, Near Ganesh Colony, Bus Stop No.16, Thergaon, Pune - 411 033, Maharashtra
M : +91 9405 128 536 / 9822 448 685 | E : arjunpetkar@gmail.com | W : www.murlikantpetkar.com

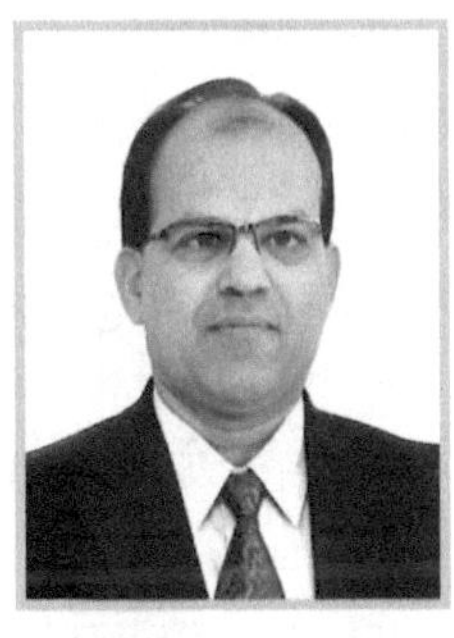

डॉ. मनाली देव यांनी लिहिलेले 'स्पर्धात्मक योगासने' हे पुस्तक वाचताना त्यातील अवघड, स्पर्धात्मक योगासने सचित्र, अतिशय सोप्या भाषेत लिहिल्याने प्रत्येकाला सहजरीत्या समजतील. लहान मुले, प्रौढ यांना योग्य ती काळजी घेऊन ते पुस्तकात वाचून सराव करणे अतिशय सोपे होईल. याची गोडी निर्माण होईल. आसनस्थिती, कृती, आसनांच्या सरावाने होणारा लाभ व आसन करताना घ्यायची काळजी किंवा आसन कोणी करू नये हे अतिशय सोप्या व स्पष्ट भाषेत लिहिले आहे.

हे पुस्तक वाचताना किंवा त्यांची आधीची पुस्तके वाचताना त्यांनी वीस वर्षे योगक्षेत्रात योगदान केल्याचे लक्षात येते. त्यांचे योगक्षेत्रातील कार्य मी बरीच वर्षे बघत आहे. त्यांची विद्यार्थ्यांना शिकवण्याची पद्धत कौतुकास्पद आहे. आत्तापर्यंत त्यांना राज्य पातळीवर व राष्ट्रीय पातळीवर बरेच पुरस्कार मिळाले आहेत. त्याबद्दल, त्यांच्या या नवीन पुस्तकाबद्दल मी त्यांचे, तसेच सकाळ प्रकाशनाचे मनापासून अभिनंदन करतो व पुढच्या वाटचालीसाठी शुभेच्छा देतो.

आपण सर्वांनीच या पुस्तकाचा पुरेपूर फायदा करून घ्यायला हवा.

- राजीव जालनापूरकर
संचालक, रामोजी फिल्म सिटी
अध्यक्ष, इंडियन असोसिएशन ऑफ अम्युझमेंट इंडिया
छत्रपती पुरस्कारार्थी - मल्लखांब (१९७८-७९)

मनोगत

योगशास्त्र हा आपल्याला मिळालेला सांस्कृतिक वारसा आहे. भारतीय परंपरेने संपूर्ण जगाला दिलेला अमूल्य ठेवा आहे. खरे तर योग हे स्वतःच्या आरोग्यासाठी, उन्नतीसाठी करण्याची साधना आहे. योग हे शारीरिक, मानसिक, वैचारिक दृष्ट्या सक्षम होण्यासाठीचा उत्तम मार्ग आहे. दररोजचा योगाभ्यास आपल्या आयुष्यात उत्तम परिवर्तन घडवून आणतो.

आताचे युग हे स्पर्धात्मक आहे. प्रत्येक गोष्टीत स्पर्धा असते. वेगवेगळ्या खेळांच्या जशा स्पर्धा असतात, तसेच योगासनांच्यादेखील स्पर्धा असतात. शालेय वयापासून त्या स्पर्धा सुरू होतात. बऱ्याच जणांना या स्पर्धेविषयी, आसनांबद्दल माहिती नसते. त्यासाठीचा एक छोटासा प्रयत्न करीत आहोत की अवघड, स्पर्धात्मक आसने सचित्र माहिती सर्वांपर्यंत पोहोचावी या दृष्टीने हे पुस्तक साकारले आहे. ज्यांना काहीतरी नेहमीच्या आसनांपेक्षा वेगळी आसने करून बघायची असतील त्यांना या पुस्तकाची मदत होईल. या सर्वांचा सराव करताना योग्य ती काळजी घेऊनच करावा. या आसनांच्या सरावाने लहान मुलांची ताकद, आत्मविश्वास, एकाग्रता, लवचीकपणा वाढण्यास खूप मदत होईल.

गेली वीस वर्षे मी लहान मुलांना योग प्रशिक्षण देत आहे. मुलांच्या आरोग्यविषयक समस्या, शारीरिक, मानसिक, तंदुरुस्ती, स्पर्धात्मक योगासने याचे प्रशिक्षण देत आहे. आत्तापर्यंत बऱ्याच विद्यार्थ्यांना राज्य, राष्ट्रीय, आंतरराष्ट्रीय पातळीवर योगासन स्पर्धेत यश संपादन केले आहे. काही विद्यार्थी एशिया बुक, गिनिज बुक, वर्ल्ड बुक रेकॉर्डमध्येही त्यांचे नाव नोंदले गेले आहे.

बऱ्याच जणांच्या आग्रहाखातर आम्ही 'स्पर्धात्मक योगासने' हे पुस्तक सादर करत आहोत. तुम्ही सगळ्यांनी या योगप्रचारासाठी साथ द्यावी ही विनंती.

या पुस्तकनिर्मितीसाठी 'सकाळ'सारख्या मोठ्या समूहाने खंबीर साथ दिली आहे. त्यासाठी मी सकाळ प्रकाशनाच्या सगळ्या कार्यकारिणी, वाचक यांचे आभार मानते. माझे विद्यार्थी, हितचिंतक, माझे कुटुंब ज्यांनी मला वेळोवेळी मदत केली, मार्गदर्शन केले, त्यांचे मनापासून आभार मानते.

- डॉ. मनाली देव, योगतज्ज्ञ

आसनांचा सराव सुरू करण्यापूर्वी काही प्रमुख गोष्टी लक्षात घेणे आवश्यक आहेत.

- येथे आसनाची आदर्श स्थिती दिली आहे. परंतु ती योग्य मार्गदर्शन व सरावानंतरच जमू लागते.
- अति झटके देऊन, ओढून-ताणून, घाई-गडबड करून, स्वतःच्या क्षमतेपेक्षा खूप ताण देऊन आसने करू नयेत; अन्यथा शरीराला इजा पोहोचू शकते.
- प्रत्येक आसनस्थितीमध्ये श्वसन संथ असावे.
- जी आसने दोन्ही बाजूंनी करता येतात, त्यांचा दोन्ही बाजूंनी सराव करणे आवश्यक आहे.
- आसनांची कृती देताना योग्य मार्गदर्शन करण्याचा प्रयत्न केला आहे. परंतु जागेची मर्यादा लक्षात घेऊन प्रत्येक गोष्ट विस्ताराने देण्यापेक्षा सोप्या आणि समर्पक पद्धतीने मांडली आहे.
- ज्यांना शारीरिक दुखणी आहेत किंवा कुठली शल्यकर्में झाली आहेत, त्यांनी आसने करण्याआधी डॉक्टरांचे किंवा योगतज्ज्ञाचे योग्य मार्गदर्शन घेणे आवश्यक आहे.
- प्रत्येकाने 'स्थिर सुख आसनम्' ही व्याख्या लक्षात घेऊन योगाभ्यास- योगसाधना करणे आवश्यक आहे.

- डॉ. मनाली देव यांच्या 'कीप फिट' या पुस्तकामध्ये शासनमान्य आणि शालेय अभ्यासक्रमात असलेल्या योगासनांचा समावेश केला होता. त्याचा पुढचा टप्पा म्हणजे 'स्पर्धेसाठी योगासने' हे पुस्तक!

  ('कीप फिट' आपल्या संग्रही नक्की हवेच!)

अनुक्रमणिका

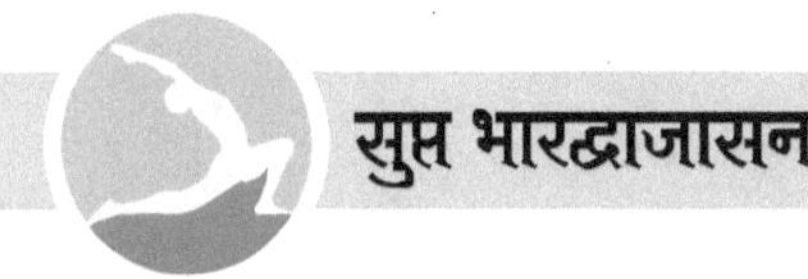

सुप्त भारद्वाजासन

स्थिती : बैठक

यापूर्वी आपण 'कीप फिट' या पुस्तकात भारद्वाजासन प्रकार : १ आणि प्रकार : २ कसा करतात, हे पाहिले आहे. त्यातच थोडासा बदल करून आपण हे आसन करू शकतो.

कृती : प्रथम भारद्वाजासनाप्रमाणेच पालथी मांडी घालून बसावे. दोन्ही पाय डाव्या बाजूला घ्यावेत, म्हणजेच डाव्या बाजूला पालथी मांडी घालून उजव्या बाजूला वळावे. त्यानंतर डाव्या हाताचा तळवा गुडघ्यांसमोर जमिनीवर टेकवावा. उजवा हात कंबरेच्या रेषेत, मांडीच्या जवळ जमिनीवर टेकवावा. त्यानंतर, हाताच्या आधाराने हळूहळू मांडीच्या दिशेला कंबरेतून खाली वाकावे. छायाचित्रात दाखवल्याप्रमाणे हनुवटी जमिनीवर टेकवावी. कपाळ टेकवले तरी चालेल. त्यानंतर, उजवा हात कंबरेवर ठेवावा. आसनस्थिती पूर्ण झाल्यानंतर श्वसन संथ सुरू ठेवावे.

लाभ : या आसनामध्ये पोट व छातीला चांगला पीळ बसतो. त्याप्रमाणे, पोटावर दाबही येतो. पचनसंस्थेचे कार्यही सुधारते. पोटातील इंद्रिये अधिक कार्यक्षम होतात. गॅसेस, आम्लपित्त, अपचन असे त्रास कमी होण्यारा मदत होते. सध्याच्या गतिमान युगात बैठ्या जीवनशैलीचे प्रमाण वाढत आहे. खूप वेळ बसून होणारी पाठदुखी, कंबरदुखी कमी करण्यासाठी या आसनाची मदत होते. पाठीला आराम मिळतो. हे आसन सोपे आहे.

काळजी : गुडघ्याची शस्त्रक्रिया झालेल्यांनी किंवा गुडघा वाकवण्यास त्रास होत असल्यास तज्ज्ञांचे योग्य मार्गदर्शन घ्यावे.

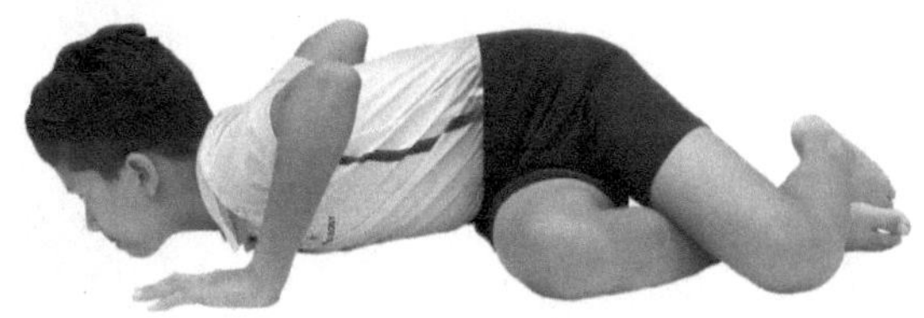

स्थिती : बैठक-तोलात्मक

हे बैठकस्थितीमधील तोलात्मक आसन आहे. उत्थित म्हणजे उचलणे, पाद म्हणजे पाय, हस्त म्हणजे हात. हातांच्या आधाराने पाय वरच्या दिशेला उचलून घेणे.

कृती : प्रथम दोन्ही पाय सरळ समोर करून ताठ बसावे. आसनस्थिती होताना दोन्ही पाय गुडघ्यात दुमडून शरीराजवळ घ्यावे. दोन्ही हातांनी पायाच्या टाचा पकडाव्या. डाव्या हाताने डावी टाच व उजव्या हाताने उजवी टाच पकडावी. हळूहळू शरीराचा तोल सांभाळून दोन्ही पाय वरच्या दिशेला ताठ करण्याचा प्रयत्न करावा. आसनस्थिती सावकाश घ्यावी. दोन्ही पाय वर घेतल्यावर हनुवटी किंवा कपाळ गुडघ्याला किंवा गुडघ्याच्या पुढे टेकवण्याचा प्रयत्न करावा. पाठ व गुडघे ताठ असावेत. श्वसन संथ सुरू ठेवावे. पोट मांडीला टेकलेले असावे. छायाचित्रात दाखवल्याप्रमाणे आसनस्थिती घेण्याचा प्रयत्न करावा.

लाभ : या आसनाच्या सरावाने एकाग्रता, स्मरणशक्ती वाढायला मदत होते. मन शांत होते. पोटावर दाब आल्याने पचनसंस्थेच्या तक्रारी कमी होतात. पायांच्या स्नायूंची कार्यक्षमता सुधारते.

काळजी : झटका देऊन पाय वर घेऊ नये, अन्यथा पडण्याची शक्यता असते. माकड-हाडाचे दुखणे असेल तर या आसनाचा सराव टाळावा.

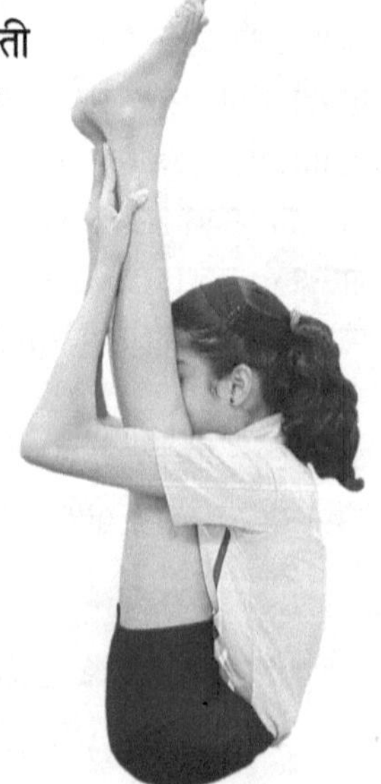

विस्तृत उत्थित पादहस्तासन

स्थिती : बैठक-तोलात्मक

हे बैठक स्थितीमधील तोलात्मक आसन आहे. उत्थित म्हणजे उचलणे. या आसनात हाताच्या आधाराने पाय वरील बाजूला उचलावे लागतात.

कृती : हे आसन करण्यासाठी प्रथम ताठ बसावे. दोन्ही पाय गुडघ्यात दुमडून शरीराजवळ घ्यावेत. त्यानंतर डाव्या हाताने डाव्या पायाचा व उजव्या हाताने उजव्या पायाचा अंगठा पकडावा. हळूहळू शरीराचा तोल सांभाळत दोन्ही पाय वरील दिशेला न्यावेत. दोन्ही पायांमध्ये जास्तीत जास्त अंतर घेण्याचा प्रयत्न करावा. पृष्ठभागावर संपूर्ण शरीराचा तोल सांभाळावा. दोन्ही गुडघे व हात ताठ असावेत. श्वसन संथ सुरू असावे. नजर स्थिर ठेवावी. पाठ ताठ असावी. छायाचित्राप्रमाणे आसन करण्याचा प्रयत्न करावा. आसन सावकाश सोडावे.

लाभ : या आसनामुळे एकाग्रता वाढते. मन स्थिर होते. मांड्यांना, पोटऱ्यांना ताण बसल्याने त्यांची कार्यक्षमता वाढते व लवचीकपणाही वाढतो.

काळजी : माकड-हाडाचे दुखणे असेल, तर या आसनाचा सराव टाळावा.

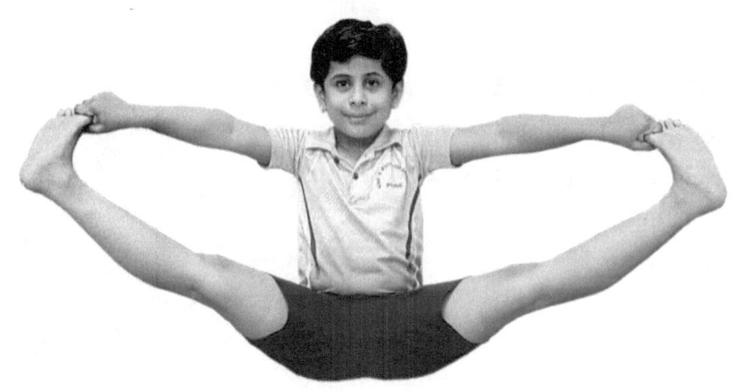

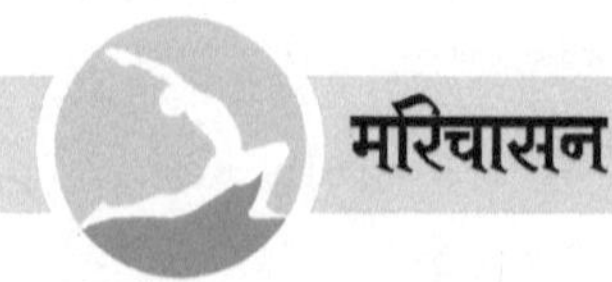

मरिचासन

स्थिती : बैठक-तोलात्मक

हे बैठकस्थितीतील आसन आहे. मरिची ऋषींच्या नावावरून या आसनाला मरिचासन असे संबोधले जाते.

कृती : दोन्ही पाय सरळ करून बसावे. डावा पाय गुडघ्यात वाकवून जवळ घ्यावा. डावा गुडघा वरच्या दिशेला असावा. मांडी व पोटरी एकमेकांना जुळलेली असावी. डाव्या पावलाची आतील बाजू उजव्या मांडीजवळ येईल, या पद्धतीने पायाची स्थिती असावी. उजवा पाय ताठ असावा. आता डाव्या हाताने डाव्या पायाला रेटा देऊन हात पाठीकडे घ्यावा. उजवा हात उजव्या बाजूने पाठीमागे घ्यावा. दोन्ही हात एकमेकांत गुंफावेत. श्वास सोडत हळूहळू कंबरेतून पुढे वाकावे. कपाळ गुडघ्याच्या पुढे व पोट मांडीला टेकवायचा प्रयत्न करावा. छायाचित्रात दाखवल्याप्रमाणे अंतिम स्थिती घेण्याचा प्रयत्न करावा. श्वसन संथ सुरू ठेवावे. शक्य तितका वेळ आसनस्थिती टिकवावी. सावकाश, उलटक्रमाने आसन सोडावे. दुसऱ्या बाजूनेही याच पद्धतीने आसन करावे.

लाभ : या आसनामुळे पाठीचा लवचीकपणा वाढतो. पोटातील इंद्रियांवर दाब आल्याने त्यांची कार्यक्षमता सुधारते. वाताचा त्रास कमी होतो. संपूर्ण शरीराचा रक्तप्रवाह सुधारतो.

काळजी : गुडघ्यांचे किंवा खांद्यांचे तीव्र दुखणे असल्यास, तसेच कोणतीही शस्त्रक्रिया झालेली असल्यास योगतज्ज्ञांच्या सल्ल्याशिवाय हे आसन करू नये.

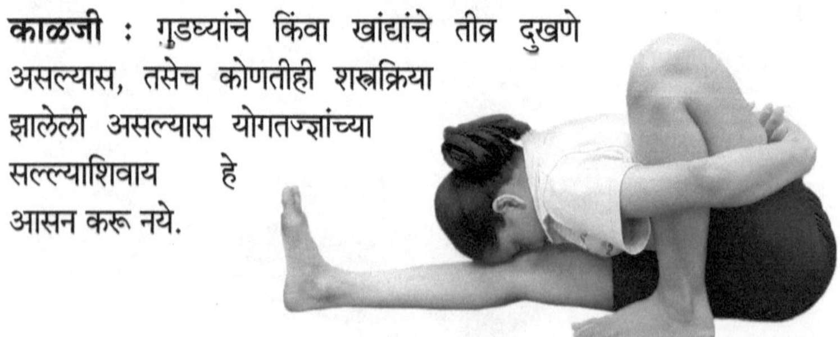

स्थिती : बैठक

या आसनाचा व्यवस्थित सराव झाल्यानंतर या आसनाचा सराव सुरू करावा. सुरुवातीला काही जणांना हे आसन थोडेसे अवघड जाते; परंतु नियमित सरावाने जमते. त्र्यंग म्हणजे तीन. यामध्ये मुख, पाय व गुडघा यांचा समावेश आहे.

कृती : प्रथम दोन्ही पाय सरळ करून ताठ बसावे. त्यानंतर डावा पाय गुडघ्यात वाकवून मागच्या बाजूला घ्यावा; परंतु वज्रासनाप्रमाणे त्या पायावर बसू नये. दुमडलेल्या पायाची पोटरी व मांडी एकमेकांना जुळलेली असावी. दोन्ही पायांच्या मांड्यासुद्धा एकमेकांना जुळलेल्या असाव्या. दोन्ही हात वरच्या दिशेला घ्यावेत. शरीर वरच्या बाजूला ताणून घ्यावे. त्यानंतर श्वास सोडत कंबरेतून पुढे वाकावे. दोन्ही हातांनी उजव्या पायाचा, म्हणजेच जो पाय ताठ आहे त्याचा अंगठा पकडावा. कंबरेतून पुढे वाकून कपाळ गुडघ्याला टेकवावे. पोट मांडीला टेकवावे. छायाचित्रात दाखवल्याप्रमाणे आसनस्थिती घेण्याचा प्रयत्न करावा. शक्य तितका वेळ आसनामध्ये स्थिर राहावे. आसन सावकाश, उलटक्रमाने सोडावे.

लाभ : आसनामध्ये पोटावर दाब येतो. त्यामुळे पचनक्रिया सुधारते. रक्ताभिसरण सुधारते. पाठीवर व पायावर ताण येतो. लवचीकपणा वाढतो.

काळजी : गुडघेदुखी, पाठीचे व पोटाचे तीव्र आजार असणाऱ्यांनी हे आसन करू नये.

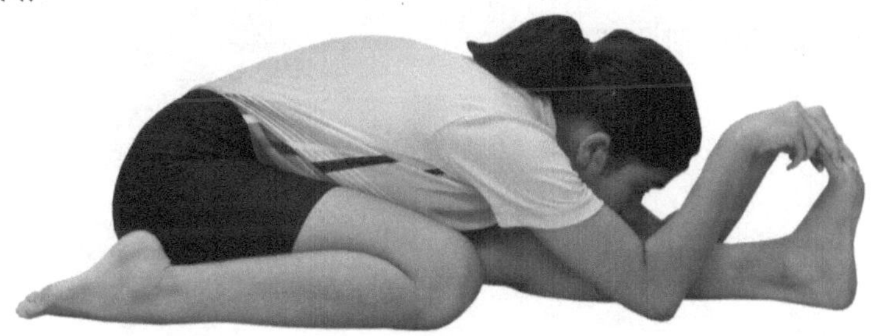

क्रौंचासन

स्थिती : बैठक

क्रौंच म्हणजे करकोचा. यात पायाची स्थिती ही करकोचाच्या मानेसारखी दिसते, म्हणून याला क्रौंचासन म्हणता येईल. त्र्यंग मुखैकपाद पश्चिमोत्तानासनाचा सराव झाल्यावर क्रौंचासनचा सराव सुरू करावा.

कृती : प्रथम डावा पाय गुडघ्यात वाकवून मागच्या दिशेला घ्यावा, परंतु त्यावर वज्रासनाप्रमाणे बसू नये. उजवा पाय गुडघ्यात वाकवावा. दोन्ही हातांनी उजव्या पायाची टाच किंवा घोटा पकडावा. उजवा पाय हातांच्या मदतीने हळूहळू वरच्या दिशेला घ्यावा. पाय ताठ करावा. पाठही ताठ असावी. पायाला छायाचित्रात दाखवल्याप्रमाणे कपाळ किंवा हनुवटी टेकविण्याचा प्रयत्न करावा. श्वसन संथ सुरू ठेवावे. आसनस्थितीमध्ये काही काळ स्थिर राहावे. आसन सावकाश, उलटक्रमाने सोडावे. हे आसन दुसऱ्या बाजूनेही करावे.

लाभ : या आसनामध्ये पायांना चांगलाच ताण बसतो. त्यामुळे पायांच्या स्नायूंची कार्यक्षमता व ताकद वाढते. लवचीकपणा वाढतो. पोटावर दाब आल्याने पचनक्रिया सुधारते. वात कमी होतो.

काळजी : गुडघेदुखी असणाऱ्यांनी योग्य मार्गदर्शन घेणे आवश्यक आहे.

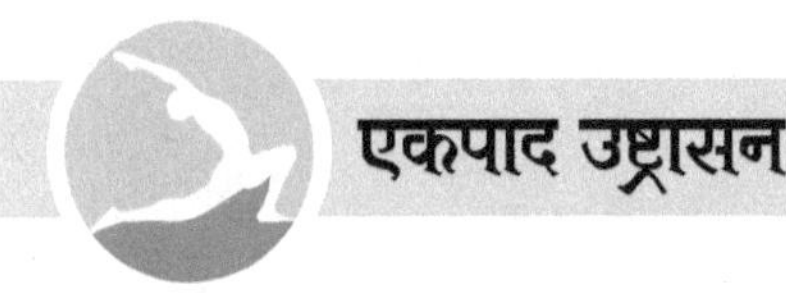

एकपाद उष्ट्रासन

स्थिती : बैठक-तोलात्मक

यापूर्वी आपण 'कीप फिट' या पुस्तकामध्ये उष्ट्रासन कसे करतात, ते पाहिले आहे. त्यात थोडासा बदल करून एकपाद उष्ट्रासन हे आसन करता येते.

कृती : प्रथम गुडघ्यावर उभे राहावे. त्यानंतर एक पाय पुढे ठेवावा. ज्या गुडघ्यावर शरीराचा तोल सांभाळला आहे त्याच बाजूच्या हाताने त्या पायाची टाच पकडावी. जो पाय सरळ आहे तो हात वरच्या बाजूला घेऊन दंड कानाला टेकवावा. छायाचित्रात दाखविल्याप्रमाणे स्थिती घेण्याचा प्रयत्न करावा.

लाभ : या आसनाच्या नियमित सरावाने छाती, पोट, मांडी, हाताचे स्नायू व शिरा यांना उत्तम ताण बसतो. त्यामुळे त्यांचे कार्य सुधारते. कार्यक्षमता वाढते. फुप्फुसांची कार्यक्षमता वाढते. पोटातील इंद्रिये अधिक कार्यक्षम होतात. लवचीकपणा वाढतो.

काळजी : गुडघेदुखीचा त्रास असणाऱ्यांनी हे आसन करू नये अथवा योग्य मार्गदर्शन घ्यावे. त्याचप्रमाणे व्हर्टिगोचा त्रास असल्यास मागे मान वळवू नये.

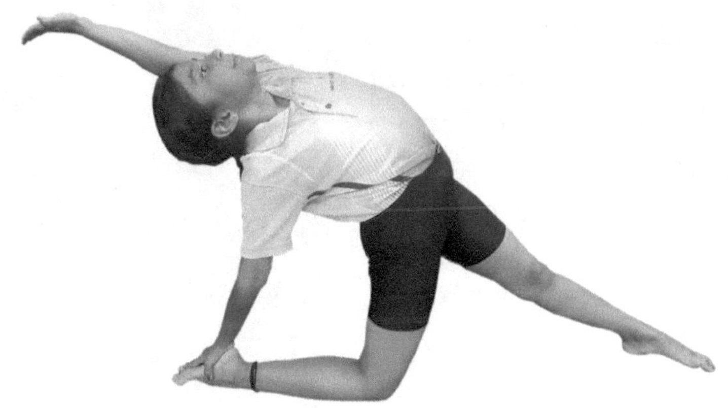

गर्भासन

स्थिती : बैठक-तोलात्मक
हे बैठकस्थितीमधील तोलात्मक आसन आहे.

कृती : प्रथम पद्मासन घालून बसावे. त्यानंतर डावी मांडी व पोटरी यांमधून डावा हात घालावा. उजवा हातही उजवी मांडी व उजवी पोटरी यांमधून घालावा. दोन्ही हात कोपरापर्यंत बाहेर घ्यावेत. डावा हात डाव्या गालावर व उजवा हात उजव्या गालावर ठेवावा. या वेळी गुडघे, मांड्या जास्तीत जास्त पोटाकडे, शरीराच्या पुढील बाजूकडे घेण्याचा प्रयत्न करावा. पाठ ताठ ठेवावी. श्वसन संथ सुरू ठेवावे. नजर स्थिर ठेवावी. आसनस्थिती शक्य असेल तितका वेळ टिकवावी. आसन सोडताना एकेक हात सावकाश काढावा व पूर्वस्थितीत यावे.

लाभ : या आसनामुळे पोटातील इंद्रिये आकुंचित होतात. त्यामुळे तेथील कार्यक्षमता वाढते. पोटावर दाब आल्याने वायुविकार, अपचन, बद्धकोष्ठता कमी होण्यास मदत मिळते. तोलात्मक आसन असल्याने एकाग्रता वाढण्यास, चिडचिड कमी होण्यासही हे आसन उपयुक्त आहे.

काळजी : गुडघेदुखी किंवा पोटाची शस्त्रक्रिया झालेली असल्यास तज्ज्ञांच्या मार्गदर्शनाखाली सराव करावा. आसन करताना हात गालापर्यंत पोहोचण्यासाठी हाताला खूप झटके देऊ नयेत. ओढून-ताणून आसन करू नये, अन्यथा हातांच्या स्नायूंना दुखापत होऊ शकते.

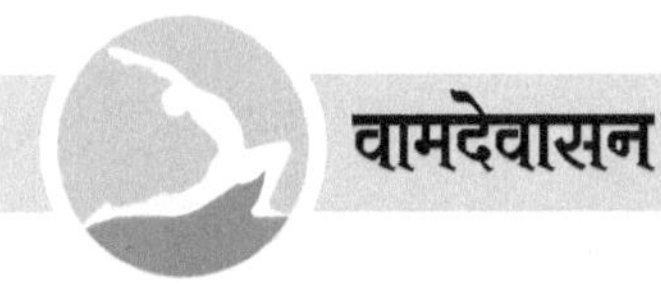

वामदेवासन

स्थिती : बैठक

हे आसन बैठक स्थितीतील आहे.

कृती : प्रथम ताठ बसावे. दोन्ही पायांत थोडे अंतर घ्यावे. डावा पाय मांडी घातल्याप्रमाणे ठेवावा. उजवा पाय बाजूला सरळ करून गुडघ्यात वाकवावा. गुडघ्यात पाय वाकवल्यानंतर उजव्या पायाची पोटरी व मांडी एकमेकांना चिकटतील, अशा पद्धतीने पायांची स्थिती असावी. आता हातांच्या आधाराने दोन्ही पायांचे तळवे पोटाच्या उजव्या बाजूच्या दिशेला एकमेकांना चिकटवण्याचा प्रयत्न करावा. दोन्ही हातांनी दोन्ही पावले पकडून ठेवावीत. पाठ ताठ असावी. नजर स्थिर असावी. श्वसन संथ सुरू असावे. आसन करताना पाय खूप ओढून-ताणून घेऊ नयेत. सुरुवातीला सहज शक्य होईल, एवढाच ताण द्यावा.

लाभ : या आसनाच्या अभ्यासाने पायांचे स्नायू अधिक कार्यक्षम व सुदृढ होतात.

काळजी : गुडघ्यांचा त्रास असणाऱ्यांनी हे आसन करू नये. लहान मुलांसाठी हे स्पर्धात्मक आसन चांगले आहे. योग्य मार्गदर्शनाखालीच या आसनाचा सराव करावा. ते ओढून-ताणून करू नये, अन्यथा गुडघ्यांना त्रास होऊ शकतो. योग्य मार्गदर्शनाने व नियमित सरावाने हे आसन जमू लागते. एक बाजू झाली की दुसऱ्या बाजूनेसुद्धा करावे.

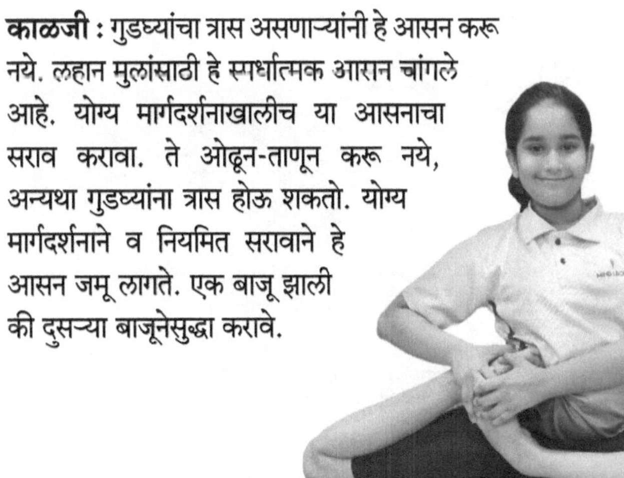

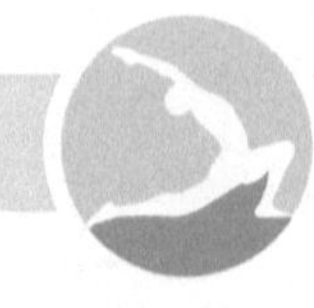

अनुपार्श्वकोनासन

स्थिती : बैठक

हे बैठकस्थितीमधील थोडेसे अवघड, स्पर्धात्मक आसन आहे.

कृती : प्रथम अर्धभूमासनाच्या स्थितीप्रमाणे बसावे. उजवा पाय गुडघ्यात वाकवून डाव्या मांडीला उजव्या पायाचा तळवा टेकवावा. त्यानंतर, डावा पाय गुडघ्यात वाकवून वरील दिशेने येईल, याप्रमाणे घ्यावा. एकदा व्यवस्थित पाय वळवता आल्यावर डाव्या हाताच्या आधाराने डावे पाऊल हनुवटीपर्यंत घेण्याचा प्रयत्न करावा. हनुवटीजवळ पाऊल अडकवले, की डाव्या हाताने पावलाला आधार द्यावा. उजवा हात वरील दिशेला घ्यावा. छायाचित्राप्रमाणे आसनस्थिती घेण्याचा प्रयत्न करावा.

लाभ : या आसनामध्ये मांडी, हात, कंबर, पोट, छाती या भागांतील स्नायू ताणले जातात. त्यामुळे त्यांचा लवचीकपणा वाढतो व कार्यक्षमताही वाढते.

काळजी : खूप ओढून-ताणून झटका देऊन करू नये. सावकाश सराव करावा. गुडघेदुखी असणाऱ्यांनी हे आसन करू नये.

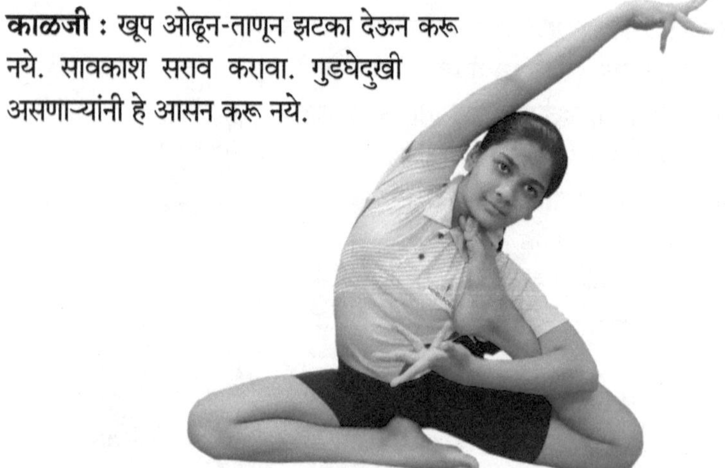

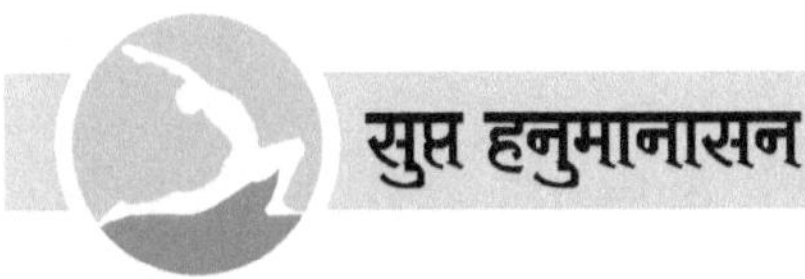

सुप्त हनुमानासन

स्थिती : बैठक

आपण 'कीप फिट' या पुस्तकामध्ये हनुमानासन कसे करायचे ते पाहिले आहे. ते अगदी सहज जमू लागल्यावर सुप्त हनुमानासन किंवा त्यातील आणखी काही प्रकारांचा सराव करण्यास सुरुवात करावी.

कृती : सुप्त हनुमानासन करताना प्रथम हनुमानासनात व्यवस्थित बसावे. म्हणजेच दोन्ही पाय पूर्ण ताठ करून बसावे. त्यानंतर पुढील दिशेला ताणलेल्या पायाच्या दिशेने कंबरेतून हळूहळू पुढे वाकावे. छायाचित्रात दाखवल्याप्रमाणे हनुवटी जमिनीला गुडघ्याजवळ ठेवावी. उजवा पाय पुढे केलेला असल्यास उजव्या हाताने उजव्या पायाची टाच पकडावी. त्यानंतर डावा हात कंबरेवर किंवा जमिनीवर बाजूला टेकवावा. पाठीला बाक येऊ देऊ नये. त्याचप्रमाणे गुडघेही वाकवू नयेत. आसनस्थितीमध्ये शक्य तितका वेळ स्थिर राहावे. आसन सोडताना सावकाश उलटक्रमाने सोडावे. त्यानंतर, दुसऱ्या बाजूनेही याच पद्धतीने आसन करावे.

लाभ : या आसनाच्या सरावाने लवचीकपणा वाढतो. मांडीचे स्नायू अधिक सुदृढ होतात. त्याचप्रमाणे पोटावर दाब आल्याने पचनसंस्थेचे कार्यही सुधारते.

काळजी : मात्र, गुडघेदुखी असल्यास हे आसन करू नये. गुडघ्याची शस्त्रक्रिया झालेली असल्यास तज्ज्ञांच्या सल्ल्यानेच हे आसन करावे.

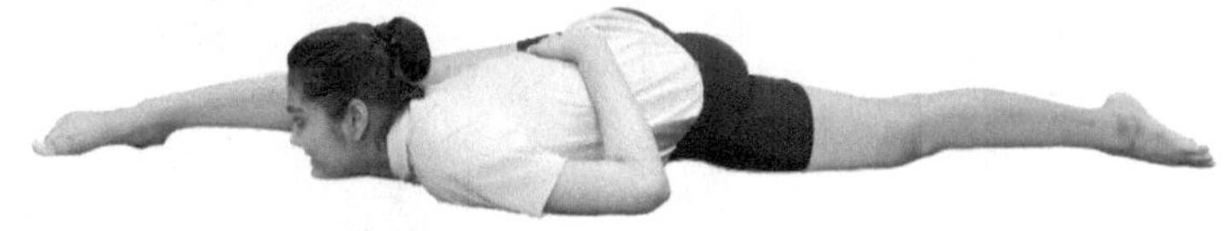

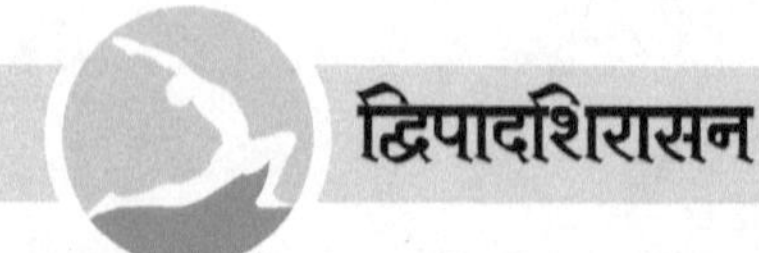

द्विपादशिरासन

स्थिती : बैठक-तोलात्मक

द्विपादशिरासन हे तोलात्मक आसन आहे. यापूर्वी आपण 'कीप फिट'मध्ये योगनिद्रासन कसे करतात, ते पाहिले आहे. योगनिद्रासन जमू लागल्यावर द्विपादशिरासनाचा सराव सुरू करावा.

कृती : प्रथम ताठ बसावे. दोन्ही पाय समोर असावे. प्रथम एक पाय गुडघ्यात वाकवून दोन्ही हातांच्या आधारे डोक्यावरून मानेकडे घ्यावा. म्हणजेच एकपादशिरासन करावे. त्यानंतर दुसरा पायही दोन्ही हातांच्या मदतीने मानेत अडकवल्यानंतर किंवा मानेत घातल्यानंतर मान सरळ ठेवावी. नजर स्थिर व श्वसन संथ सुरू ठेवावे. छायाचित्रात दाखवल्याप्रमाणे संपूर्ण शरीराचा तोल सांभाळण्याचा प्रयत्न करावा. एकदा तोल सांभाळता आला, की दोन्ही हात नमस्काराच्या स्थितीमध्ये घ्यावेत. शक्य तितका वेळ आसनस्थितीत स्थिर राहावे. एकेक पाय जमिनीवर ठेवत आसन सावकाश सोडावे.

लाभ : या आसनाच्या सरावाने लवचीकपणा वाढतो. पोटातील इंद्रियांवर दाब आल्याने त्यांचे कार्य सुधारते. योग्य मार्गदर्शनाखालीच या आसनाचा सराव करावा.

काळजी : या आसनात झटके किंवा खूप ताण देऊन पाय घालू नयेत.

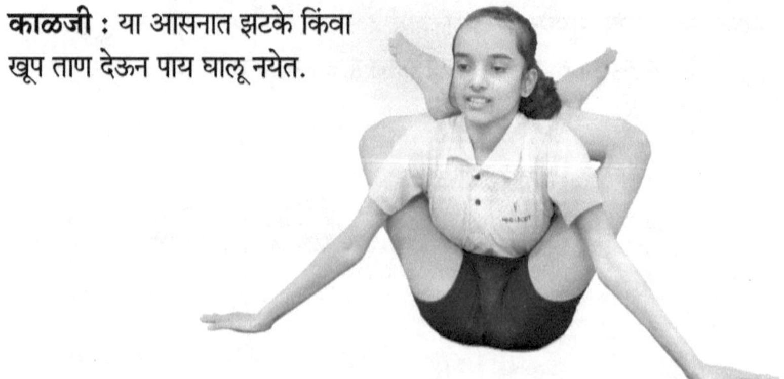

स्थिती : बैठक

'कीप फिट' या पुस्तकात आपण एकपाद राजकपोतासन व हनुमानासन कसे करतात, हे पाहिले आहे. त्याच्या योग्य सरावानंतर या आसनाचा सराव सुरू करावा.

कृती : प्रथम हनुमानासनात बसावे. म्हणजेच दोन्ही पायांत जास्तीत जास्त अंतर घ्यावे. दोन्ही पाय सरळ रेषेत असावेत. व्यवस्थित तोल सांभाळत उजवा पाय गुडघ्यात वाकवावा. उजव्या हाताने या पायाचा अंगठा पकडावा. हात कोपरातून वळवून घ्यावा. कोपर वरील दिशेला येईपर्यंत हात वळवावा. हळूहळू कंबरेतून मागे वाकावे. उजव्या पायाचा तळवा डोक्याच्या दिशेला घेऊन तळपाय डोक्याला टेकवण्याचा प्रयत्न करावा. या वेळी डावा हात समोर ठेवावा. छायाचित्रात दाखवल्याप्रमाणे आसनस्थिती घेण्याचा प्रयत्न करावा. नजर स्थिर व श्वसन संथ सुरू ठेवावे. आसनस्थितीमध्ये शक्य तितका वेळ स्थिर राहावे. त्यानंतर सावकाश, उलटक्रमाने आसन सोडावे. याच पद्धतीने दुसऱ्या बाजूनेही आसन करावे.

लाभ : या आसनामुळे हनुमानासन व एकपाद राजकपोतासन या दोन्ही आसनांचे फायदे मिळतात. पायांच्या स्नायूंचा लवचीकपणा वाढतो. त्यांची कार्यक्षमता वाढते. रक्ताभिसरण सुधारते. फुप्फुसांची कार्यक्षमताही वाढते. पोटाला ताण बसल्याने पचनसंस्थेचे कार्य अधिक सुधारते. पाठीचा लवचीकपणा वाढतो. तोलात्मक आसन असल्याने एकाग्रता वाढते.

काळजी : खूप ओढाताण व जबरदस्ती करून आसनस्थिती घेऊ नये.

स्थिती : बैठक

हे आसनसुद्धा अवघड आसनांमध्ये येते. एकपाद राजकपोतासनाचा व्यवस्थित सराव झाल्यावर या आसनाकडे वळावे.

कृती : या आसनाचा सराव करताना प्रथम वज्रासनात बसावे. त्यानंतर हळूहळू एक पाय मागे घ्यावा. आता वज्रासनातील पाय आतल्या बाजूला घेऊन पूर्ण जमिनीवर बसावे. दोन्ही हात वरच्या दिशेला घेऊन हळूहळू मागे वाकावे. डोक्याची मागची बाजू मांडीला टेकवावी व दोन्ही हातांनी मागच्या पायाची मांडी किंवा गुडघा पकडण्याचा प्रयत्न करावा. शक्य तेवढा वेळ आसनस्थितीमध्ये स्थिर राहावे. उलटक्रमाने सावकाश आसन सोडावे. आसन सुरू असताना संथ श्वसन सुरू ठेवावे. दुसऱ्या बाजूनेही आसन करावे.

लाभ : या आसनामध्ये गळ्याचे, छातीचे स्नायू ताणले जातात. पोटातील अवयवांवरही ताण येतो. हे स्पर्धात्मक आसन आहे. शक्य तेवढेच करावे.

काळजी : अति ताण व झटका देऊन आसन करू नये. या आसनाचा योग्य मार्गदर्शनाखालीच सराव करावा.

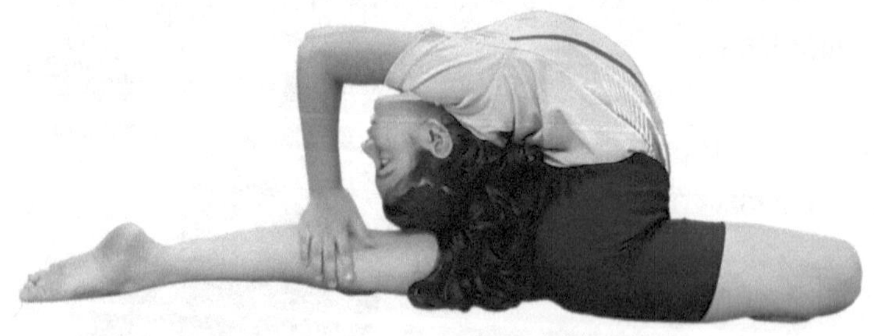

परिवर्त उष्ट्रासन

स्थिती : बैठक-तोलात्मक

कृती : सुरुवातीला गुडघ्यावर उभे राहावे. पायात साधारणपणे खांद्यांएवढे अंतर घ्यावे. आता कंबरेतून प्रथम मागे वाकावे. डाव्या हाताने उजवी टाच व उजव्या हाताने डावी टाच पकडून कंबर व पाठीतून मागे वळावे. मानही मागच्या दिशेला वळवावी. आसनात शक्य असेल तेवढाच वेळ स्थिर राहावे. त्यानंतर ते सावकाश, उलटक्रमाने सोडावे व दुसऱ्या बाजूने करावे. श्वास संथ सुरू ठेवावा.

लाभ : या आसनाच्या सरावाने कंबरेचे, पाठीचे स्नायू अधिक लवचिक व कार्यक्षम होतात. नवीन अवघड आसन केल्याचा आनंद मिळतो. पचनसंस्थेचे कार्य अधिक सुधारते. हे स्पर्धात्मक आसन आहे. त्यामुळे लहान मुलांसाठी फायदेशीर आहे.

काळजी : हे थोडेसे अवघड आसन असल्याने शक्य असेल तरच करावे. जबरदस्तीने करू नये. उष्ट्रासनाचा योग्य सराव झाल्यावरच याचा सराव करावा.

स्थिती : बैठक-शयन

अनंत म्हणजे विष्णू. पुराणामध्ये वर्णन केलेली, शेषनागावर पहुडलेल्या विष्णूची स्थिती या योगासनाच्या स्थितीशी मिळतीजुळती असल्याने याला अनंतासन म्हणतात. मानेत पाय अडकवून केलेले एकपादशिरासन व अनंतासन याची योग्य सांगड घालून केलेली आसनस्थिती, म्हणजे एकपादशिरासनयुक्त अनंतासन असे म्हणता येईल.

कृती : प्रथम ताठ बसावे. हळूहळू एक पाय मानेत अडकवून एकपादशिरासन करावे. त्यानंतर जो पाय मानेत घातला आहे, त्याच्या दुसऱ्या बाजूला हळूहळू कुशीवर झोपावे. छायाचित्रात दाखवल्याप्रमाणे हाताने डोक्यापाशी आधार घ्यावा. दुसरा पाय गुडघ्यात न वाकवता सरळ ठेवावा. सुरुवातीला आसनाचा सराव करताना शक्य तेवढाच ताण द्यावा. योग्य सरावाने आसन जमू लागते. आसन सावकाश सोडून बैठकस्थितीमध्ये यावे. नंतर दुसऱ्या बाजूनेही करावे.

लाभ : आसनस्थिती ही सरळ रेषेमध्ये दिसणे आवश्यक आहे. या आसनाच्या सरावाने लवचीकपणा वाढतो. पायाचे स्नायू सुदृढ होतात. स्पर्धात्मक आसन असल्याने आत्मविश्वास वाढतो.

काळजी : झटका देऊन, खूप ओढून-ताणून आसन करू नये.

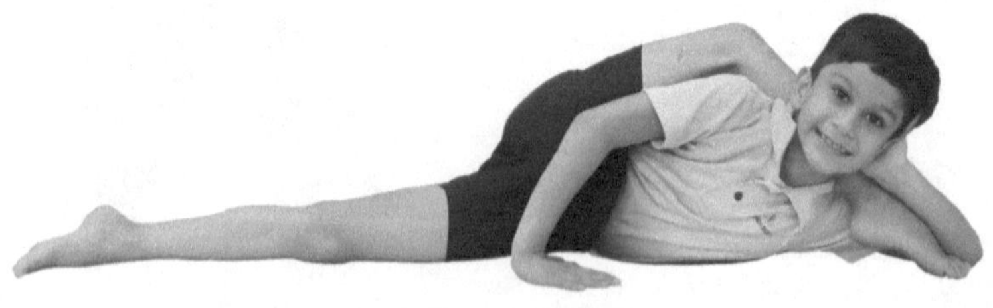

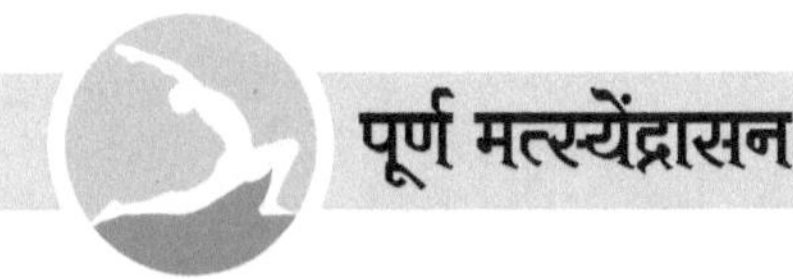

पूर्ण मत्स्येंद्रासन

स्थिती : बैठक

कृती : प्रथम दोन्ही पाय समोर करून बसावे. त्यानंतर उजवा पाय गुडघ्यात वाकवून पाऊल डाव्या मांडीवर ठेवावे. डाव्या पायाचे पाऊल उजव्या मांडीच्या पलीकडे टेकवावे. डावा गुडघा वरच्या दिशेला असावा. उजव्या हाताने डाव्या मांडीला रेटा देऊन (दंड मांडीवर घेऊन) डाव्या पायाचा अंगठा पकडावा. दुसरा हात पाठीमागे कमरेवर ठेवावा. मान डाव्या खांद्याकडे वळवावी. छायाचित्रात दाखवल्याप्रमाणे स्थिती घेण्याचा प्रयत्न करावा.

लाभ : पचनसंस्थेचे व उत्सर्जनसंस्थेचे काय सुधारते. पाठीचा कणा लवचीक व सुदृढ होतो.

काळजी : गुडघ्याचे, मणक्याचे, पोटाचे त्रास असतील तर प्रथम तज्ज्ञाकडून योग्य मार्गदर्शन घ्यावे.

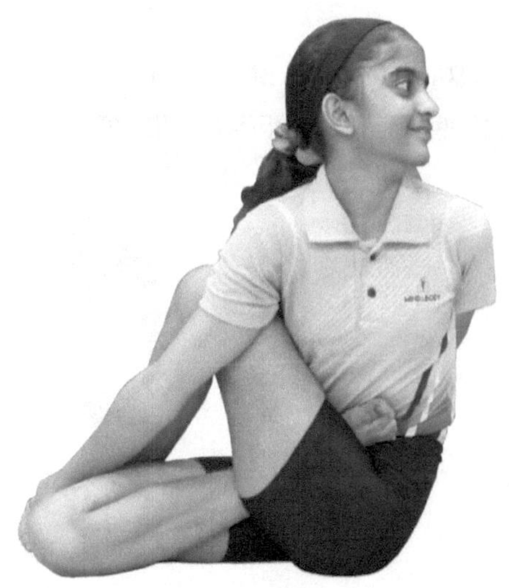

स्थिती : बैठक-तोलात्मक

हे आसन सोपे आहे. 'कीप फिट' या पुस्तकामध्ये आपण याचा पहिला प्रकार कसा करतात, हे पाहिले आहे. आज आपण दुसरा प्रकार पाहणार आहोत.

कृती : प्रथम अधोमुख श्वानासन करावे. त्यानंतर दोन्ही पाय गुडघ्यात वाकवून जमिनीला टेकवावे. श्वानासनाची स्थिती घ्यावी. पाठ जमिनीला समांतर असावी. हाताचे दोन्ही तळवे, गुडघे व पावलाचा भाग जमिनीला टेकलेला असावा. आता हळूहळू डावा पाय जमिनीपासून वर उचलून डाव्या बाजूला घ्यावा. तो जमिनीला समांतर असावा. उजवा हात जमिनीपासून वर उचलून उजव्या बाजूला जमिनीला समांतर असावा. श्वसन संथ असावे. छायाचित्रात दाखवल्याप्रमाणे आसनस्थिती घेण्याचा प्रयत्न करावा.

लाभ : हे तोलात्मक आसन आहे. यामुळे एकाग्रता वाढते. मन शांत होते. मांडी, पोट व पायांच्या स्नायूंची ताकद वाढण्यास मदत होते.

काळजी : गुडघ्यांचा त्रास असणाऱ्यांनी योगतज्ज्ञांचे मार्गदर्शन घ्यावे; अन्यथा गुडघ्यावर ताण येऊन गुडघेदुखी वाढू शकते.

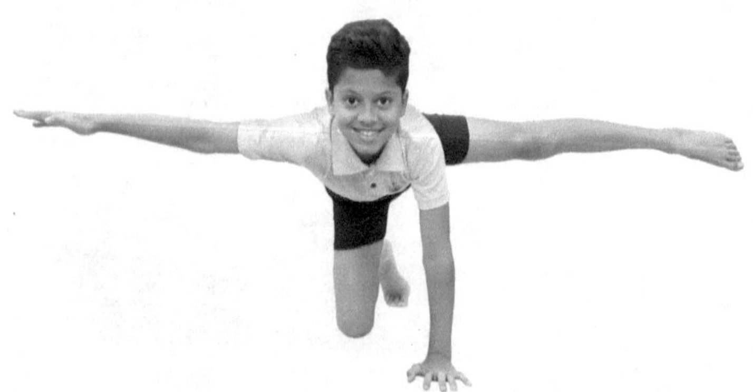

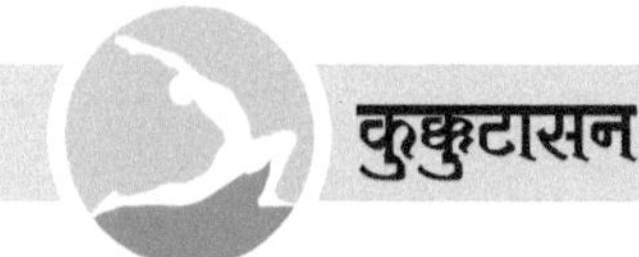

कुक्कुटासन

स्थिती : बैठक-तोलात्मक

हे बैठकस्थितीमधील तोलात्मक आसन आहे. कुक्कुट म्हणजे कोंबडा. या आसनाची स्थिती कोंबड्याप्रमाणे दिसते, असे समजून याला कुक्कुटासन असे नाव दिले आहे. हे थोडेसे अवघड आसन आहे. परंतु, सरावाने व काळजीपूर्वक केल्यास जमू लागते.

कृती : प्रथम पद्मासनात बसावे. डावी मांडी व पोटरी यांच्यामधून डावा हात बाहेर काढावा. या पद्धतीने दोन्ही हात बाहेर काढल्यावर दोन्ही हातांचे तळवे जमिनीवर टेकवावेत. हाताला झटका देऊन ते पायाच्या मधून घालू नयेत. श्वास घ्यावा व श्वास सोडत हाताच्या तळव्यांवर जोर देत शरीर वर उचलावे. संपूर्ण शरीराचा तोल दोन्ही हातांच्या तळव्यांवर सांभाळावा. श्वसन संथ सुरू ठेवावे. आसनस्थितीमध्ये शक्य तितका वेळ स्थिर राहावे. त्यानंतर आसन सावकाश सोडावे. हात हळूहळू पूर्वस्थितीमध्ये घ्यावेत.

लाभ : या आसनामुळे मनगटाची ताकद वाढण्यास मदत होते. पोटाच्या स्नायूंवरही दाब येतो. त्यामुळे, पचनसंस्थेशी संबंधित इंद्रियांचे कार्यही सुधारते. हे तोलात्मक आसन असल्याने एकाग्रता वाढण्यासही उपयोगी आहे.

काळजी : ही क्रिया सावकाश करावी. संपूर्ण लक्ष देऊन आसनाचा सराव करावा, अन्यथा पुढे पडण्याची शक्यता असते.

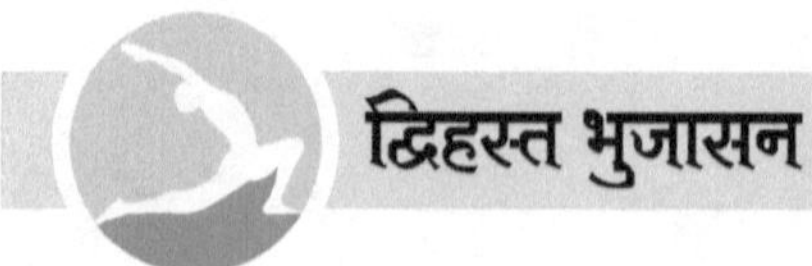

द्विहस्त भुजासन

स्थिती : तोलात्मक

हे तोलात्मक आसन आहे. हे आसन दोन्ही हातांवर तोलून करण्याचे आहे. योग्य सरावाने आसनस्थिती जमू लागते.

कृती : प्रथम ताठ उभे राहावे. सुरुवातीला पायात साधारण खांद्यांएवढे अंतर घ्यावे व कंबरेतून पुढे वाकावे. गुडघे थोडेसे वाकवून दोन्ही हातांचे तळवे टेकवावेत. डाव्या पावलाच्या जवळ डाव्या हाताचा तळवा टेकवावा. त्यानंतर गुडघे अजून थोडेसे वाकवून मांडी डाव्या दंडावर येईल, या पद्धतीने स्थिती घ्यावी. दोन्ही मांड्या दोन्ही दंडांवर व्यवस्थित टेकल्यावर दोन्ही टाचा हळूहळू जमिनीपासून वर उचलून स्थिर राहावे. स्थिरता व स्थिती जमल्यावर दोन्ही पावले जमिनीपासून संपूर्णपणे वर उचलण्याचा प्रयत्न करावा. दोन्ही पावले एकमेकांना जुळवण्याचाही प्रयत्न करावा. श्वास संथ सुरू ठेवावा. आसनस्थितीमध्ये शक्य असेल तितका वेळ स्थिर राहावे. आसन सोडताना अगदी सावकाश, उलटक्रमाने सोडावे.

लाभ : या आसनाच्या अभ्यासाने मनगटांची, दंडांची, संपूर्ण हातांची ताकद वाढवण्यास मदत होते. स्नायू अधिक सुदृढ होतात. या आसनाने एकाग्रताही वाढते. पोटाचे स्नायूही काही प्रमाणात आकुंचित होतात.

काळजी : हे आसन करताना किंवा सोडताना अजिबात झटका देऊन करू नये.

अर्धगालवासन

स्थिती : तोलात्मक

हे हातावर तोलून करण्याचे तोलात्मक आसन आहे. योग्य मार्गदर्शनाने व योग्य सरावाने हे आसन जमू लागते.

कृती : प्रथम चवड्यावर बसावे. त्यानंतर उजवे पाऊल डाव्या मांडीवर घ्यावे. म्हणजेच एकपाद पादांगुष्ठासनाची स्थिती घ्यावी. आता छायाचित्रात दाखवल्याप्रमाणे दोन्ही हातांचे तळवे गुडघ्याच्या पुढे येतील याप्रमाणे जमिनीवर टेकवावे. हात कोपऱ्यामध्ये काटकोनात वाकवावेत. कोपरे वाकवली, की कंबरेतून पुढे वाकले जाईल व दंडावर उजव्या पायाचा मांडी घातलेला भाग टेकला जाईल. दोन्ही दंडांवर पाय व्यवस्थित टेकला, की डावा चवडा हळूहळू जमिनीपासून वर उचलावा. संपूर्ण वजन दोन्ही हातांच्या तळव्यांवर घ्यावे. श्वसन संथ सुरू ठेवावे. शक्य तेवढा वेळ आसनस्थितीमध्ये स्थिर राहावे. आसन सावकाश, उलटक्रमाने सोडावे व दुसऱ्या बाजूने करावे.

लाभ : या सरावाच्या नियमित सरावाने हातांतील ताकद वाढते. पोटावर दाब आल्याने पोटातील इंद्रिये अधिक कार्यक्षम होतात. तोलात्गक असल्याने एकाग्रता वाढते. मन शांत राहण्यास मदत होते. अर्धगालवासनाचा चांगला सराव झाला, की पाय ताठ करून गालवासनाचा सराव करावा.

काळजी : सुरुवातीला सराव करताना तोल जाऊ शकतो, म्हणून गुडघ्याच्या पुढे उशी ठेवावी म्हणजे चुकून तोल गेला तरी चेहऱ्याला दुखापत होणार नाही. शक्यतो प्रशिक्षकांच्या मार्गदर्शनाखाली सराव करावा.

स्थिती : तोलात्मक

या आसनस्थितीमध्ये शरीर हंसासारखे दिसते, असे मानून हंसासन म्हटले जाते. हे हातावर तोलून करण्याचे तोलात्मक आसन आहे. मयूरासन आपल्याला माहीत आहे. ते उत्तम जमवण्यासाठी हंसासनाचा सराव प्रथम करावा.

कृती : आसनस्थिती घेण्यासाठी प्रथम वज्रासनात बसावे. त्यानंतर कंबरेतून थोडे पुढे वाकून हातांचे तळवे गुडघ्याच्या पुढे जमिनीवर टेकवावेत. हाताचे कोपरे वाकवून पोटात नाभीजवळ येतील याप्रमाणे ठेवावे. आता पायांमध्ये थोडे अंतर घेऊन गुडघ्यावर यावे. दोन्ही कोपरे वाकलेले असून, पोटात रुतवण्याचा प्रयत्न करावा. हळूहळू दोन्ही पाय गुडघ्यांतून ताठ करावे. पाय जुळलेले व एका रेषेत ठेवण्याचा प्रयत्न करावा. आसन पूर्ण झाल्यावर शरीराची ताठ तिरपी अवस्था दिसते. शरीराचे वजन बऱ्यापैकी हातांवरच तोलले जाते. श्वसन संथ सुरू असावे. आसन सावकाश करावे. उलटक्रमाने, सावकाश सोडावे. सरावाने छान जमू लागते. यामध्ये डोक्याच्या मागच्या बाजूपासून टाचेपर्यंत शरीर एका रेषेतच असावे.

लाभ : या आसनात पोटावर दाब येतो. त्यामुळे पचनसंस्थेशी संबंधित अपचन, बद्धकोष्ठता, आम्लपित्त, वात अशा व्याधींवर हे आसन उपयोगी आहे. पचनसंस्थेशी कार्यक्षमता वाढते. हातांचे स्नायूही सुदृढ होण्यास मदत होते.

काळजी : ज्यांना पोटाचे काही विकार, व्याधी आहेत किंवा शल्यकर्में झाली आहेत, त्यांनी शक्यतो त्या कालावधीमध्ये हे आसन करू नये.

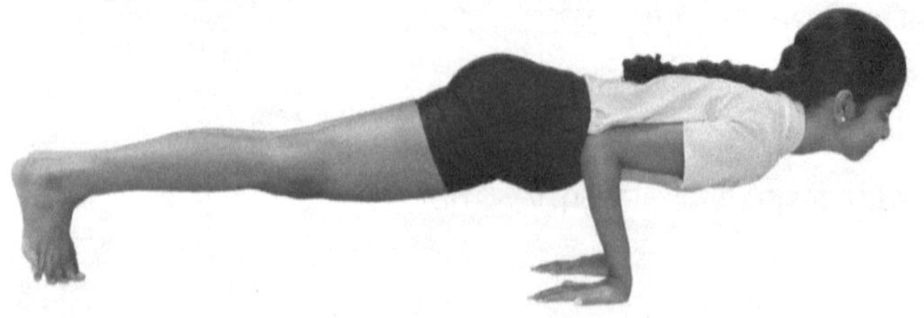

पद्म मयूरासन

स्थिती : तोलात्मक

मयूर म्हणजे मोर. या आसनाची स्थिती मोराप्रमाणे दिसते, असे मानून या आसनास मयूरासन हे नाव दिले आहे. हे तोलात्मक आसन आहे. दोन्ही हातांवर पूर्ण शरीराचा भार तोलला जातो. पद्मासन घालून या आसनाची स्थिती केली जात असल्याने याला पद्म मयूरासन म्हटले जाते.

कृती : प्रथम पद्मासन घालून बसावे. त्यानंतर गुडघ्यांवर उभे राहून दोन्ही हातांचे तळवे पुढच्या बाजूला जमिनीवर टेकवावे. हातांची बोटे मागच्या बाजूला येतील याप्रमाणे टेकावे. हातांचे तळवे टेकवल्यावर दोन्ही हातांचे कोपरे वाकवून ते पोटावर टेकतील याप्रमाणे स्थिती असावी. त्यानंतर पुढे वाकून शरीर दंडाला व कोपराला टेकेल एवढे पुढे वाकावे. हातांवर शरीराचे वजन घेऊन हळूहळू पद्मासन जमिनीपासून वर जमिनीला समांतर येईल याप्रमाणे उचलावे. संपूर्ण शरीराचे वजन दोन्ही हातांवर तोलावे. श्वसन संथ सुरू ठेवावे. हे आसन अवघड असले, तरी सरावाने जमते. जेवढा वेळ आसनात स्थिर राहणे शक्य आहे, तेवढा वेळ राहावे. आसन सावकाश सोडावे.

लाभ : या आसनात पोटावर दाब येतो. त्यामुळे पचनक्रिया सुधारते. हातांची ताकद व एकाग्रता वाढते.

काळजी : योग्य मार्गदर्शनाखाली व घाई-गडबड न करता हे आसन शिकणे आवश्यक आहे. पोटाचे तीव्र आजार, शस्त्रक्रिया झाली असल्यास व गुडघ्यांचे किंवा खांद्याचे विकार असल्यास योग्य सल्ला घेऊन आसनाचा सराव करावा.

स्थिती : तोलात्मक

या प्रकारात शरीराला थोडासा अधिक ताण द्यावा लागतो. शरीराला ताणाची अधिक सवय होण्यासाठी हे आसन अवश्य करावे. या आसनाच्या पहिल्या प्रकाराचा व्यवस्थित सराव झाल्यावर या दुसऱ्या प्रकाराचा सराव सुरू करावा. पहिल्या प्रकारामध्ये हाताचे कोपरे टेकविले जातात. मात्र, दुसऱ्या प्रकारामध्ये फक्त हाताचे तळवे व पावलांच्या चवडे यांवर संपूर्ण शरीराचा भार पेलला जातो.

कृती : प्रथम सूर्यनमस्काराच्या चौथ्या क्रमांकाच्या स्थितीत यावे. म्हणजेच हस्तपादासन (ताठ, तिरपी अवस्था) करावे. त्यानंतर हळूहळू हात कोपरांतून वाकवत जमिनीच्या दिशेने शरीर न्यावे. सूर्यनमस्काराच्या पाचव्या स्थितीत जातो, त्याप्रमाणे आसनस्थिती घ्यावी. परंतु छायाचित्रात दाखवल्याप्रमाणे शरीर सरळ असावे. गुडघेही ताठ असावेत. सुरुवातीला या आसनस्थितीमध्ये साधारणपणे १५ ते ३० सेकंद स्थिर राहावे. हळूहळू हा कालावधी वाढवत न्यावा. या आसनाची स्थिती पुशअप्स केल्याप्रमाणेच आहे. फक्त स्थिर राहणे आवश्यक आहे.

लाभ : या आसनाच्या सरावाने हातांची, खांद्यांची, पोटाची ताकद वाढते. स्नायू सुदृढ होतात. पचनशक्तीही सुधारते. हाताची ताकद वाढल्याने आत्मविश्वासही वाढायला मदत होते.

काळजी : मणका, हात, पाय, खांदे यांपैकी कशाचे दुखणे असल्यास आसन करण्यापूर्वी तज्ज्ञांचे योग्य मार्गदर्शन घेणे आवश्यक आहे.

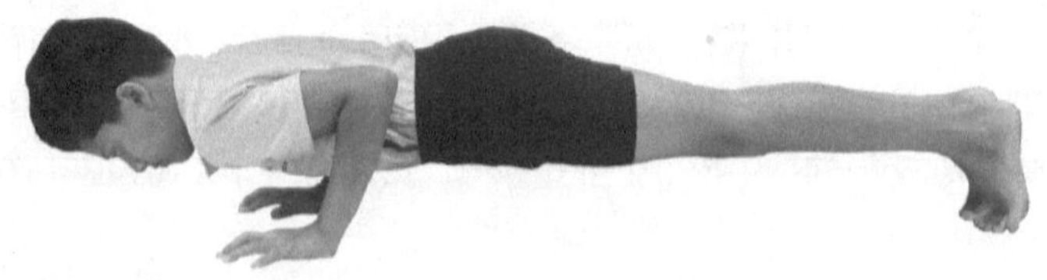

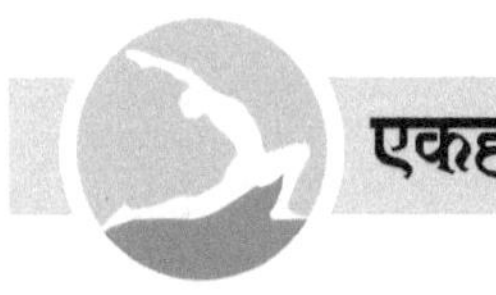

एकहस्त चतुरंग दंडासन

स्थिती : तोलात्मक

हे आसन म्हणजेच साइड प्लांक पोझिशन. ही आसनस्थिती सोपी आहे.

कृती : प्रथम चतुरंग दंडासनाची स्थिती घ्यावी. म्हणजेच दोन्ही कोपरे व चवडे जमिनीला टेकवावेत. त्यानंतर संपूर्ण शरीर हळूहळू डाव्या बाजूला वळवावे. म्हणजे डावे कोपर व तळहात जमिनीला टेकलेला राहील. उजवा हात वरच्या दिशेला घ्यावा; तसेच डाव्या पावलाची बाजू जमिनीला टेकवून उजवे पाऊलही वळवून टेकवावे किंवा डाव्या पावलावर ठेवावे. डाव्या कोपरापाशी काटकोन येईल, या पद्धतीने हाताची स्थिती असावी. उजवा हात छताच्या दिशेने ताणलेला असावा. नजर समोर स्थिर असावी. श्वसन संथ असावे. शक्य तितका वेळ आसनस्थिती टिकवावी. उजव्या बाजूनेही आसन करावे.

लाभ : या आसनात सुरुवातीला हातावर खूप ताण येतो; परंतु नियमित सरावाने तो कमी होतो. हाताचे स्नायू सुदृढ होतात. अतिरिक्त चरबी कमी होते.

काळजी : मानेचा किंवा फ्रोजन शोल्डरचा त्रास असणाऱ्यांनी योग्य मार्गदर्शन घेणे आवश्यक आहे.

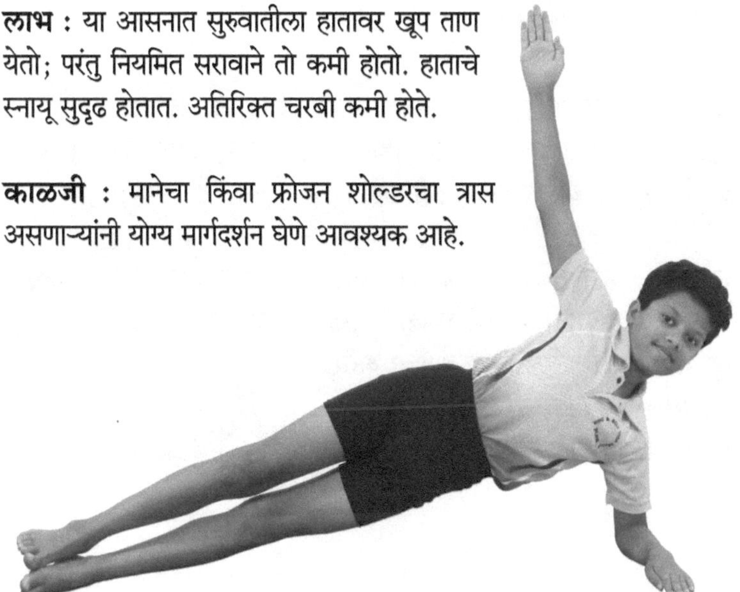

वसिष्ठासन

स्थिती : तोलात्मक

हे तोलात्मक आसन आहे. ते करण्यास अतिशय सोपे असले, तरी शांतपणे, सावकाश करणे आवश्यक आहे.

कृती : प्रथम सूर्यनमस्काराामधील चौथ्या क्रमांकाची स्थिती, म्हणजे हस्तपादासन एकदम व्यवस्थित येणे आवश्यक आहे. आपण ते कसे करायचे हे आपण यापूर्वी 'कीप फिट'मध्ये पाहिले आहे. या स्थितीची आदर्श अवस्था जमू लागली की, वसिष्ठासन सहज जमते. त्यामुळेच, प्रथम सूर्यनमस्कारातील चौथ्या क्रमांकाची स्थिती घ्यावी. त्यानंतर हळूहळू डावा हात जमिनीवरच ठेवून उजवा हात वरच्या दिशेला घ्यावा. शरीर उजव्या बाजूला वळवावे. दोन्ही पायसुद्धा वळवावे. दोन्ही गुडघे ताठ असावेत. नजर स्थिर व श्वसन संथ असावे. छायाचित्रात दाखवल्याप्रमाणे आसनस्थिती घेण्याचा प्रयत्न करावा. एका बाजूने आसन सोडले, की दुसऱ्या बाजूने करावे.

लाभ : या आसनाच्या योग्य सरावाने मनगटाची ताकद वाढण्यास मदत होते. एकाग्रता वाढते. पोटाचे व कंबरेचे स्नायू काही प्रमाणात ताणले गेल्याने तेथील कार्यक्षमताही वाढते.

काळजी : हात तसेच मानेचा त्रास असेल, तर हे आसन करण्यापूर्वी तज्ज्ञांचा सल्ला घ्यावा. वसिष्ठासन करताना खूप ताण वाटत असेल किंवा हातावर शरीराचा भार पेलणे अवघड वाटत असेल, त्यांनी एकपाद वसिष्ठासन करावे.

स्थिती : तोलात्मक

'कीप फिट' या पुस्तकामध्ये आपण एकपाद वसिष्ठासनाचा पहिला प्रकार शिकलो आहोत. त्याचा योग्य सराव झाल्यावर दुसऱ्या प्रकाराचा सराव सुरू करावा. आसन सोपे आहे, मात्र सावकाश करावे. कारण हे तोलात्मक आसन आहे.

कृती : प्रथम वसिष्ठासनाची स्थिती घ्यावी. सूर्यनमस्काराच्या चौथ्या स्थितीमधून डाव्या हातावर वळावे. जेणेकरून शरीराची डावी बाजू जमिनीच्या बाजूला व उजवी बाजू वरच्या दिशेला येईल. डाव्या हातावर व पावलावर संपूर्ण शरीराचा भार पेलला जाईल. आता उजव्या हाताच्या मदतीने उजवा पाय गुडघ्यात वाकवून डाव्या मांडीवर उजव्या पावलाचा तळपाय येईल, या पद्धतीने ठेवावा. वृक्षासनामध्ये पाय ठेवतो त्याप्रमाणे संपूर्ण शरीर ताठ, तिरप्या अवस्थेमध्ये असावे. उजवा हात वरच्या दिशेला असावा. श्वसन संथ असावे. छायाचित्राप्रमाणे आसन करण्याचा प्रयत्न करावा. आसन सोडल्यावर दुसऱ्या बाजूनेही करावे. हे तोलात्मक आसन असल्याने एकदा हातावर तोल सांभाळता आला, की आसन सोपे जाते.

लाभ : यामध्ये हाताच्या स्नायूंची ताकद वाढवण्यास मदत होते. आत्मविश्वास वाढण्यास मदत होते. मन शांत होऊ लागते.

काळजी : संधिवात, फ्रोझन शोल्डर असणाऱ्यांनी योग्य सल्ला घ्यावा; अन्यथा दुखणे वाढू शकते.

अर्धबद्ध वसिष्ठासन

स्थिती : दंड-तोलात्मक

आपण वसिष्ठासनच्या विविध प्रकारांबद्दल पूर्वीच जाणून घेतले आहे. त्याचा योग्य सराव झाल्यावर थोडा वेगळा व अवघड प्रकार आपण पाहणार आहोत. अर्धबद्ध वसिष्ठासनचा सराव करण्याआधी बद्धपद्मासन किंवा अर्धबद्ध पद्मोत्तानासन येणे आवश्यक आहे. ही दोन्ही आसनेही आपण कशी करतात ते पूर्वी पाहिले आहेच.

कृती : प्रथम सूर्यनमस्काराच्या ताठ तिरप्या अवस्थेमध्ये यावे. त्यानंतर डाव्या बाजूला शरीर वळवून डाव्या हातावर व पायावर तोल सांभाळावा. उजवा हात वर घ्यावा. उजव्या पायाचे पाऊल मांडी घातल्याप्रमाणे डाव्या मांडीवर ठेवावे. त्यानंतर उजवा हात पाठीमागे घेऊन उजव्या पायाचा अंगठा पकडावा. नजर स्थिर असावी व श्वसन संथ ठेवावे. छायाचित्राप्रमाणे आसनस्थिती घेण्याचा प्रयत्न करावा.

लाभ : या आसनाच्या सरावाने हातांची, खांद्यांची ताकद वाढते. तोलात्मक असल्याने एकाग्रता वाढते. छातीचे स्नायूही काही प्रमाणात ताणले गेल्याने फुप्फुसांची कार्यक्षमता वाढते.

काळजी : सावकाश तोल सांभाळत सराव करावा. अन्यथा पडायला होईल.

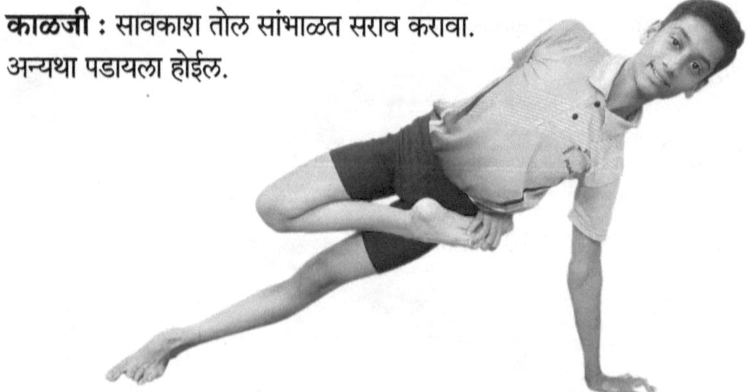

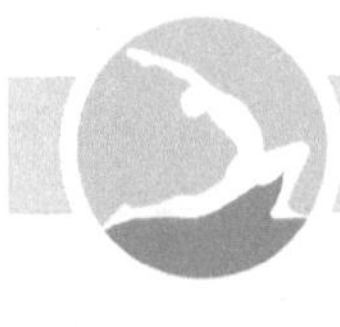

वसिष्ठासनयुक्त उत्थितहस्त पादांगुष्ठासन

स्थिती : तोलात्मक

हे तोलात्मक आसन आहे. वसिष्ठासन : १चा योग्य सराव झाला, तोल व्यवस्थित सांभाळता येऊ लागला, की या आसनाचा सराव सुरू करावा. हे आसन येण्यासाठी भूमासन, वायपोझ हे दोन्ही व्यवस्थित येणे आवश्यक आहे.

कृती : प्रथम वसिष्ठासनाची स्थिती घ्यावी. त्यानंतर डावा हात जमिनीवर टेकलेला असेल, तर उजव्या बाजूने आसन करावे. त्यासाठी प्रथम उजवा पाय गुडघ्यात वाकवून उजव्या हाताने उजव्या पायाचा अंगठा पकडावा. त्यानंतर हळूहळू पाय गुडघ्यात ताठ करावा. छायाचित्राप्रमाणे साधारणतः पायाची स्थिती असावी. नजर समोर स्थिर असावी. श्वसन संथ सुरू ठेवावे. संपूर्ण शरीर सरळ रेषेत असावे. पाठीला बाक नसावा. दोन्ही हात व पाय ताठ असावेत. एका बाजूने करून झाल्यावर दुसऱ्या बाजूनेही आसन करावे.

लाभ : या आसनाच्या सरावाने पायांचा लवचीकपणा वाढते. हाताचे स्नायू सुदृढ होतात. ताकद तसेच आत्मविश्वास वाढतो. संपूर्ण शरीराला फायदा होतो.

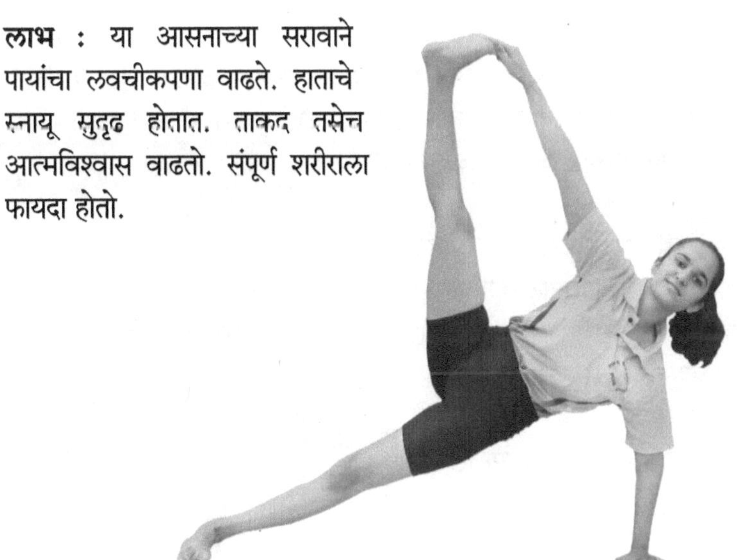

स्थिती : बैठक-तोलात्मक

हे थोडे अवघड आसन आहे. ते तोलात्मक आहे. 'कीप फिट' या पुस्तकामध्ये आपण परिघासनाचा सराव कसा करायचा, हे पाहिले आहेच. या आसनामध्ये हातावर व गुडघ्यावर संपूर्ण शरीराचा भार उचलला जातो.

कृती : प्रथम परिघासनाप्रमाणेच दोन्ही गुडघे जमिनीवर टेकवून गुडघ्यावर उभे राहावे. उजवा पाय उजव्या बाजूला सरळ करावा. टाच जमिनीला टेकवावी. त्यानंतर कंबरेतून उजव्या बाजूला वाकावे. छायाचित्रात दाखवल्याप्रमाणे उजवा हात जमिनीवर पुढे टेकवावा. डाव्या हाताने उजवे पाऊल पकडावे. उजवा पाय गुडघ्यात थोडासा वाकवून मग वर उचलावा. तो जमिनीला साधारणपणे समांतर होईपर्यंत वर घ्यावा. गुडघा ताठ असावा. डाव्या हाताचा दंड कानाला टेकलेला असावा. आसन सोडताना सावकाश उलटक्रमाने सोडावे. त्यानंतर दुसऱ्या बाजूनेही याच पद्धतीने आसन करावे.

लाभ : या आसनाच्या नियमित सरावाने लवचीकपणा वाढतो. हात व पायाचे स्नायू सुदृढ होतात. हातांतील ताकद वाढते. अतिरिक्त चरबी कमी होण्यास मदत होते. त्याचप्रमाणे, नवीन अवघड आसन केल्याचा आनंद मिळतो.

काळजी : झटके देऊन, खूप ओढून-ताणून सराव करू नये. छायाचित्रात दाखवल्याप्रमाणे आसन करण्याचा प्रयत्न करावा. गुडघेदुखीचा त्रास असणाऱ्यांनी गुडघ्यावर उभे राहून हे आसन करू नये. अन्यथा त्रास आणखी वाढू शकतो.

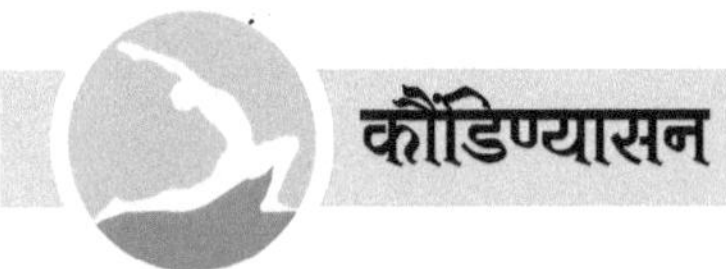

कौंडिण्यासन

स्थिती : तोलात्मक

हेही थोडेसे अवघड, पण सरावाने सहज करता येण्याजोगे आसन आहे.

कृती : प्रथम पाय जुळवून उभे राहावे. नंतर गुडघे वाकवून चवड्यावर बसावे. प्रथम उजव्या बाजूला पाय घेऊन आसनस्थिती घ्यायची असल्यास दोन्ही हातांचे तळवे जमिनीवर डाव्या पावलाजवळ टेकवावे. या वेळी उजव्या हाताचा दंड डाव्या मांडीला टेकलेला असावा. हळूहळू दोन तळहातांवर शरीराचे वजन घेऊन थोडेसे पुढे (खालच्या बाजूला) वाकावे. हात कोपऱ्यांतून वाकवावे. त्यानंतर दोन्ही पायांचे वजन दंडावर घेऊन दोन्ही पाय हळूहळू जमिनीवरून वर उचलण्याचा प्रयत्न करावा. दोन्ही गुडघे ताठ असावेत व जुळलेले असावेत. मान सरळ असावी. श्वसन संथ सुरू ठेवावे. आसनस्थितीमध्ये साधारण ३० सेकंद स्थिर राहण्याचा सराव करावा. आसन सावकाश सोडावे. असेच दुसऱ्या बाजूनेही करावे.

लाभ : या आसनाच्या सरावाने हातांच्या स्नायूंची ताकद वाढते. पचनक्रिया सुधारते; कारण पोटाला थोडासा पीळ बसतो. आत्मविश्वास वाढतो. एकाग्रता वाढते. हे स्पर्धात्मक आसन आहे.

काळजी : योग्य मार्गदर्शनाने आणि सरावानंतर आसन व्यवस्थित जमायला लागते. यासाठी तज्ज्ञ मार्गदर्शनाखालीच या आसनाचा सराव करावा. खांद्यांचे, हातांचे दुखणे, पोटाचे/पाठीचे तीव्र आजार असतील, तर प्रथम योग्य मार्गदर्शन घेणे आवश्यक आहे.

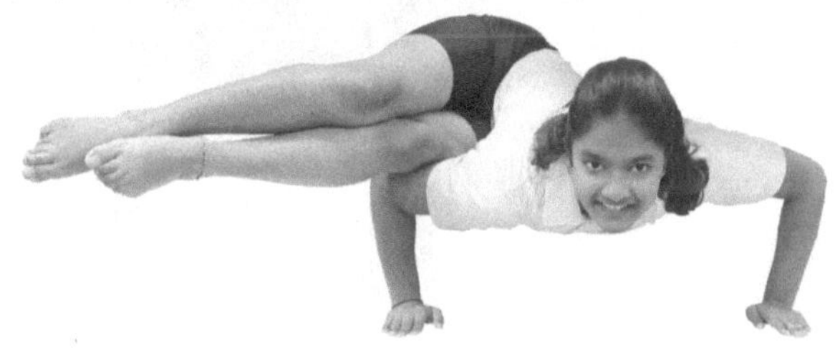

ओंकारासन

स्थिती : बैठक-तोलात्मक

ओमकारासन हे तोलात्मक आसन आहे. या आसनामध्ये हाताच्या तळव्यांवर संपूर्ण शरीराचे वजन तोलले जाते. एकपाद शिरासन व उत्थित एकपाद शिरासन जमू लागले, की ओमकारासनाचा सराव सुरू करावा.

कृती : प्रथम ताठ बसावे. पाय मानेत घालून एकपाद शिरासन करावे. दोन्ही हातांच्या मदतीने थोडेसे उभे राहून उजव्या पायाचा विळखा हाताभोवती घ्यावा व दुसऱ्या हाताकडे चवडा अडकवावा. छायाचित्रात दाखवल्याप्रमाणे पायाची स्थिती असावी. मान सरळ असावी. दोन्ही हातांवर संपूर्ण शरीराचे वजन तोलावे. श्वसन संथ सुरू ठेवावे. नजर स्थिर असावी. आसनस्थितीमध्ये स्थिर राहता येईल, तेवढा वेळ आसन टिकवावे. आसन सावकाश सोडावे. दुसऱ्या पायानेही करावे.

लाभ : या आसनाच्या सरावाने हाताची, मनगटाची ताकद वाढते. पोटातील इंद्रियांवर दाब येतो. त्यांची कार्यक्षमता वाढते. पायांचा लवचीकपणा वाढतो. एकाग्रता वाढते.

काळजी : तोलात्मक आसन असल्याने सावकाश करावे.

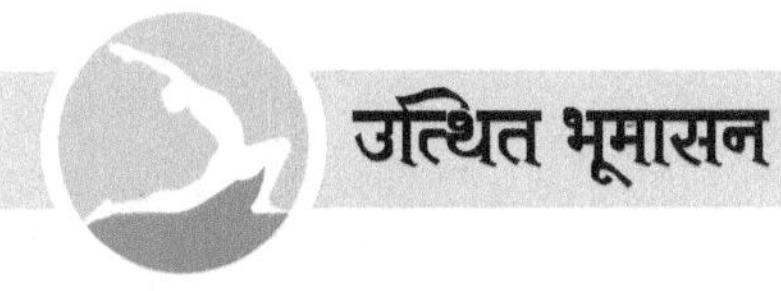

स्थिती : तोलात्मक

आपण 'कीप फिट' या पुस्तकात भूमासनची माहिती घेतली आहे. भूमासन हातावर तोलून केल्यास त्याला उत्थित भूमासन म्हणता येईल. स्पर्धेमध्ये या आसनाला crow in cane म्हटले जाते. योग्य सरावाने हे आसन व्यवस्थित जमू शकते.

कृती : दंडस्थितीमधून आसन करता येते. त्यासाठी प्रथम उभे राहावे. पायांमध्ये अडीच ते तीन फुटांचे अंतर घ्यावे. त्यानंतर कंबरेतून पुढे वाकावे. (प्रसारित पादोत्तानासनाची स्थिती) दोन्ही हातांचे तळवे जमिनीवर (पावलांच्या जवळ) टेकवावे. त्यानंतर दोन्ही हात कोपरांत वाकवावेत. दोन्ही गुडघेही थोडेसे वाकवावेत. त्यानंतर डावा दंड व कोपर यांवर डावी मांडी व उजवे दंड व कोपर यांवर उजवी मांडी येईल याप्रमाणे स्थिती घ्यावी. दोन्ही हातांचे कोपरे हळूहळू ९० अंशांत वाकवावे व हळूहळू पावले जमिनीपासून वर उचलावीत. ती जमिनीला समांतर असावीत. श्वसन संथ सुरू ठेवावे. आसनाची अंतिम स्थिती शक्यतो छायाचित्रात दाखवल्याप्रमाणे करण्याचा प्रयत्न करावा.

लाभ : याच्या सरावाने लवचीकपणा येतो. ताकद वाढते. रक्ताभिसरणही सुधारते.

काळजी : हातांचे किंवा खांद्यांचे दुखणे असणाऱ्यांनी शक्यतो करू नये. अथवा तज्ज्ञांचा सल्ला घेऊन मगच सराव करावा.

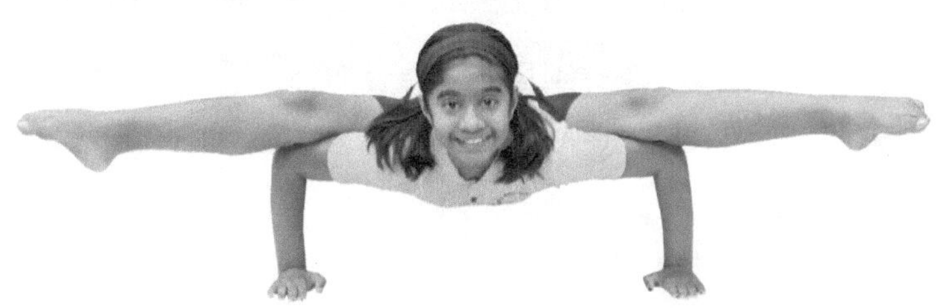

स्थिती : तोलात्मक

हनुमानासनाचा योग्य सराव झाला की, उत्थित हनुमानासनाचा सराव सुरू करावा.

कृती : हनुमानासनामध्ये एका सरळ रेषेत (स्प्लिट) बसणे आवश्यक आहे. दोन्ही पायांत अंतर घेऊन उभे राहावे. डावे पाऊल डाव्या बाजूला फिरवावे. कंबरेतून डाव्या बाजूला वळून पुढे वाकावे. त्यानंतर दोन्ही तळहात पावलाच्या बाजूला टेकवावेत. दोन्ही हातांत साधारण खांद्यांपेक्षा थोडे जास्त अंतर घ्यावे. आता हळूहळू डावा दंड डाव्या पायाच्या मांडीखाली घेऊन हळूहळू डावा पाय जमिनीपासून वर उचलावा. दोन्ही हातांवर तोल सांभाळावा. उजवे पाऊल जमिनीला टेकवून ठेवावे. छायाचित्रात दाखवल्याप्रमाणे आसनस्थिती घेण्याचा प्रयत्न करावा. एका बाजूने आसन करून झाल्यावर दुसऱ्या बाजूनेही याच पद्धतीने करावे.

लाभ : या आसनाच्या सरावाने हातांच्या स्नायूंची ताकद वाढते. हे थोडे अवघड आसन असल्याने आत्मविश्वासही वाढू लागतो. शरीराचा लवचीकपणा वाढण्यासही ते उपयुक्त आहे.

काळजी : ज्यांना हाताचा त्रास किंवा दुखणे असेल त्यांनी योग्य मार्गदर्शन घ्यावे.

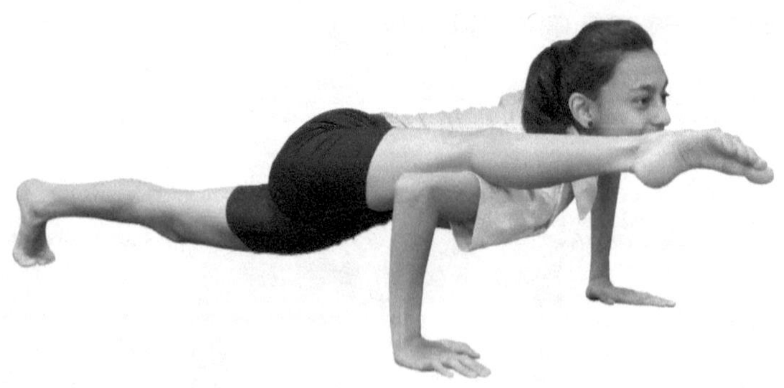

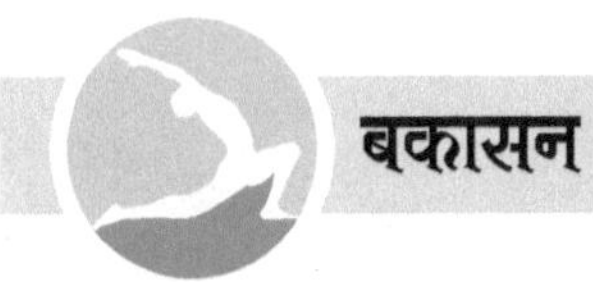

बकासन

स्थिती : तोलात्मक

कृती : प्रथम उभे राहून कंबरेतून पुढे वाकावे. दोन्ही हातांचे तळवे पावलांसमोर जमिनीवर टेकवावे. नंतर हळूहळू डावा गुडघा डाव्या काखेच्या व दंडाच्या आतल्या बाजूला टेकवावा. उजवा गुडघा उजव्या काखेच्या व दंडाच्या आतल्या बाजूला टेकवावा. हळूहळू दोन्ही हातांच्या तळव्यांवर पूर्ण शरीराचे वजन सांभाळून पावले वर उचलावी व जुळवावी. गुडघे ज्या स्थितीमध्ये ठेवले आहेत, तसेच ठेवावेत. मान थोडीशी वरच्या दिशेला घ्यावी. हाताचे कोपरे ताठ ठेवावेत. श्वसन संथ सुरू ठेवावे. शक्य तितका वेळ आसनात स्थिर राहावे. आसन सोडताना सावकाश पावले जमिनीला टेकवावीत. हळूहळू पूर्वस्थितीत यावे.

लाभ : हे थोडेसे अवघड आसन आहे, परंतु लहान मुलांच्या योगासन स्पर्धेच्या अभ्यासक्रमात याचा समावेश आहे. या आसनाच्या अभ्यासामुळे एकाग्रतेबरोबरच मनगट, हाताची ताकद वाढते. आत्मविश्वास वाढतो.

काळजी : थोडेसे अवघड आसन असेल, तरी रोजच्या सरावाने व काळजीपूर्वक केल्यास जमू लागते. मात्र, हे आसन खूप घाईगडबडीने करू नये. शांत चित्ताने सराव करावा, अन्यथा पडण्याची शक्यता असते. सुरुवातीला योग्य मार्गदर्शनाखालीच सराव करावा. एकट्याने आसन करताना पडण्याची शक्यता असल्याने योग्य काळजी घ्यावी.

स्थिती : तोलात्मक

टिट्टिभासन हे हातांवर तोलून करण्याचे अवघड आसन आहे. योग्य मार्गदर्शन व सरावाने ते जमते. हे आसन दोन पद्धतींनी करता येते. त्यांपैकी एक पद्धत पाहू या.

कृती : दंडस्थिती म्हणजे ताठ उभे राहावे. त्यानंतर कंबरेतून पुढे वाकावे. गुडघे थोडेसे वाकवावे. दोन्ही हातांचे तळवे दोन्ही पावलांच्या बाहेरच्या बाजूला येतील याप्रमाणे जमिनीवर टेकवावे. डाव्या हाताचा तळवा डाव्या पावलाच्या करंगळीजवळ व उजव्या हाताचा तळवा उजव्या पावलाच्या करंगळीजवळ येईल याप्रमाणे टेकवावे. दोन्ही पावलांमधील अंतर खांद्यांच्या अंतराएवढे असणे आवश्यक आहे. हाताचे तळवे जमिनीवर टेकवल्यावर दोन्ही हातांवर वजन देत दोन्ही पाय जमिनीपासून हळूहळू वर उचलावे. पावले वरच्या दिशेला येतील एवढे वर उचलावे. दोन्ही गुडघे ताठ असावेत. चित्रात दाखवल्याप्रमाणे आसनस्थिती घेण्याचा प्रयत्न करावा. शक्य तितका वेळ आसनात स्थिर राहावे.
श्वसन संथ सुरू ठेवावे. नजर स्थिर असावी.
आसन उलटक्रमाने, सावकाश सोडावे.

लाभ : यामध्ये हातांवर व पायांवर ताण आल्याने तेथील स्नायूंची कार्यक्षमता वाढते. एकाग्रता, आत्मविश्वास वाढवण्यास या आसनामुळे मदत होते. योगासन स्पर्धा अभ्यासक्रमात या आसनाचा समावेश आहे.

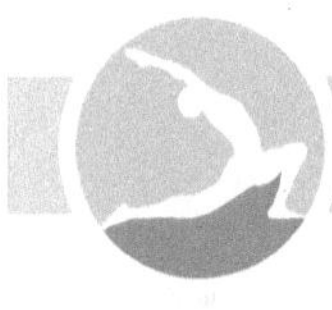

उत्थित टिट्टिभासनयुक्त शिरासन

स्थिती : बैठक-तोलात्मक

एकपादशिरासन, टिट्टिभासन, उत्थित एकपादशिरासन या आसनांचा व्यवस्थित सराव झाला, की उत्थित टिट्टिभासनयुक्त शिरासनाचा सराव करावा.

कृती : प्रथम दोन्ही पाय समोर करून बसावे. त्यानंतर एक पाय मानेत घालून एकपादशिरासन करावे. ते व्यवस्थित झाले, की दुसरा पाय गुडघ्यात दुमडून घ्यावा. दोन्ही हातांचे तळवे पुढे जमिनीवर टेकवून त्यावर जोर द्यावा. हळूहळू दुमडलेला पाय हाताच्या मागून खांद्याच्या मागे येईल, या पद्धतीने घ्यावा. त्यानंतर शरीर जमिनीपासून वर उचलावे. संपूर्ण भार दोन्ही हातांवर तोलावा. या स्थितीमध्ये एक पाय मानेत अडकवलेला व दुसरा ताठ असतो. छायाचित्रात दाखवल्याप्रमाणे आसन करण्याचा प्रयत्न करावा. एका बाजूने आसन करून झाल्यावर दुसऱ्या बाजूनेही करावे. सुरुवातीला जमेल तेवढीच आसनस्थिती घ्यावी.

लाभ : या आसनाच्या सरावाने लवचीकपणा वाढतो. एकाग्रताही वाढते. याशिवाय हाताची ताकद वाढण्यासही हे आसन उपयोगी आहे. पोटातील इंद्रियेही अधिक कार्यक्षम होतात.

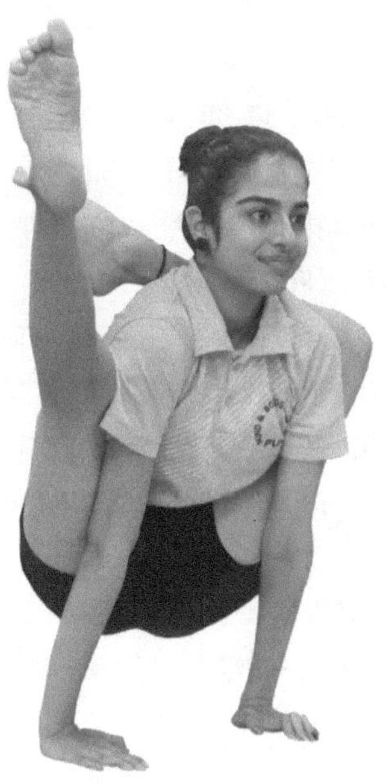

ऊर्ध्व कुक्कुटासन

स्थिती : बैठक-तोलात्मक

हे अवघड आसन आहे. योग्य मार्गदर्शन व नियमित सरावाने ते व्यवस्थित जमते. हे आसन शालेय योगासन स्पर्धेच्या अभ्यासक्रमात समाविष्ट आहे. कुक्कुट म्हणजे कोंबडा व ऊर्ध्व म्हणजे वर. याला काही जण पद्म बकासन असेही म्हणतात.

कृती : प्रथम पद्मासनात बसावे. त्यानंतर दोन्ही हाताचे तळवे पुढे जमिनीवर टेकवावे. पद्मासन स्वतःच्या शरीराकडे (घडी केल्याप्रमाणे) म्हणजेच छातीजवळ व पोटाजवळ घ्यावे, जेणेकरून दोन्ही मांड्या जमिनीला टेकणार नाहीत. दोन्ही दंडांच्या आतल्या बाजूला गुडघे किंवा मांड्या टेकवाव्या. दोन्ही गुडघे दोन्ही काखांमध्ये टेकतील याप्रमाणे स्थिती करावी. त्यानंतर हातांच्या तळव्यांवर जोर देऊन हळूहळू संपूर्ण शरीर वर उचलण्याचा प्रयत्न करावा. पद्मासनाची स्थिती ही जमिनीला समांतर येईल एवढी वर उचलावी. श्वसन संथ सुरू ठेवावे. संपूर्ण शरीराचा भार हातांवर तोलला जातो. आसन सावकाश सोडावे.

लाभ : या आसनाच्या सरावाने हातांच्या स्नायूंची ताकद वाढते. मनगटे सशक्त होतात. पोटाची ताकद वाढून पचनसंस्थेचे कार्य सुधारते. एकाग्रता वाढते, तोलात्मक असल्याने मन शांत होण्यास मदत होते. ऊर्ध्व कुक्कुटासन अजून दोन पद्धतींनीही करता येते. काही जण शीर्षासनातून करतात, तर काही जण गुडघ्यावर उभे राहून हातावर पद्मासन उचलतात.

काळजी : हाताची दुखणी असणाऱ्यांनी योग्य मार्गदर्शन घ्यावे. झटका देऊन आसन करू नये.

स्थिती : तोलात्मक

आपण एकपादशिरासन, रुचिकासन कसे करतात हे बघितले आहे. आता त्यापेक्षा थोडेसे अवघड पण नियमित सराव व योग्य मार्गदर्शनाखाली करता येणारे कालभैरवासन शिकणार आहोत. हे आसन डाव्या पायाने कसे करायचे ते पाहू या.

कृती : प्रथम डावा पाय मानेत घालून एकपादशिरासन करावे. त्यानंतर दोन्ही तळहात जमिनीला टेकवून उजवा पाय उजव्या दिशेला घ्यावा. त्यानंतर तळहाताने रेटा देऊन शरीर जमिनीपासून वर उचलावे. उजवा तळपाय जमिनीला टेकलेला असावा. डावा हात कोपरात ताठ ठेवून डाव्या हातावरच शरीराचा तोल सांभाळावा. तोल सांभाळता आल्यावर उजवा हात वरच्या दिशेला घ्यावा. छायाचित्रात दाखवल्याप्रमाणे आसनस्थिती पूर्ण झाल्यावर श्वसन संथ असावे. आसन सावकाश, उलटक्रमाने सोडावे. याच पद्धतीने दुसऱ्या बाजूनेही आसन करावे.

लाभ : या आसनामुळे पायाच्या स्नायूंचा लवचीकपणा वाढतो. मनगटांच्या व हातांच्या स्नायूंवर तोल सांभाळल्याने तेथील स्नायू व हाडे सुदृढ होतात.

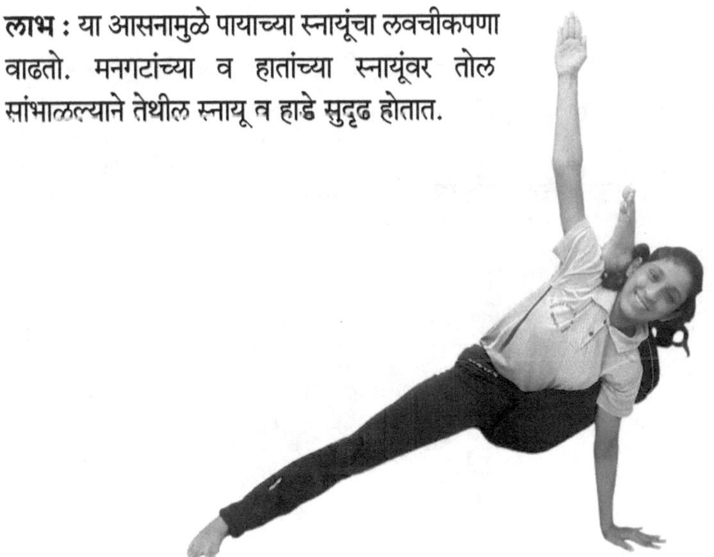

स्थिती : दंड-तोलात्मक

या आसनाला विश्वामित्र ऋषींचे नाव दिले आहे. हे तोलात्मक आसन असून, योग्य मार्गदर्शनाने व योग्य सरावाने ते जमू लागते. 'कीप फिट' या पुस्तकामध्ये आपण वसिष्ठासनाचे व स्ट्रेचिंगचे विविध प्रकार पाहिले आहेत. त्याचप्रमाणे उत्थित परिघासन कसे करायचे हेसुद्धा पाहिले आहे. हे सर्व व्यवस्थित जमू लागले, की या आसनाचा सराव करणे योग्य राहील.

कृती : प्रथम सूर्यनमस्काराच्या चौथ्या स्थितीत, म्हणजेच हस्तपादासनामध्ये यावे. त्यानंतर डावा पाय डाव्या बाजूने पुढे घ्यावा. तो गुडघ्यात वाकवावा. उजव्या हातावर जोर देत शरीर उजव्या बाजूला वळवावे. त्यानंतर डावा हात डोक्याच्या दिशेने घेऊन डाव्या हाताने उजव्या पायाचा घोटा किंवा पायाचा अंगठा पकडावा. हळूहळू पाय जमिनीपासून वर उचलून गुडघ्यात ताठ करावा. छायाचित्रात दाखवल्याप्रमाणे आसनस्थिती घेण्याचा प्रयत्न करावा.

लाभ : या आसनाच्या सरावाने हाताची ताकद तर वाढतेच, लवचीकपणाही वाढतो. रक्तप्रवाहसुद्धा सुधारतो.

काळजी : झटका किंवा अतिताण देऊन ते करू नये.

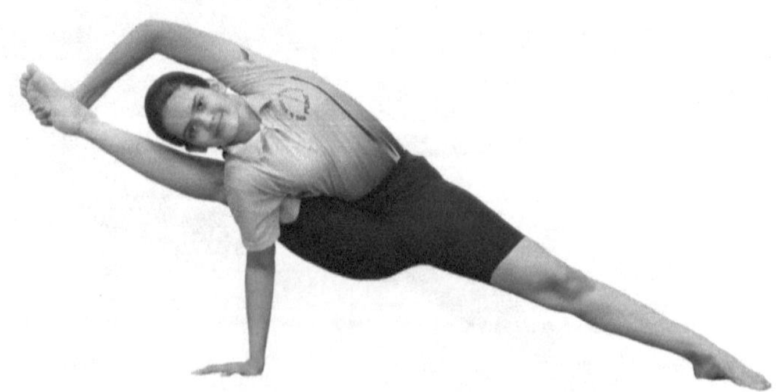

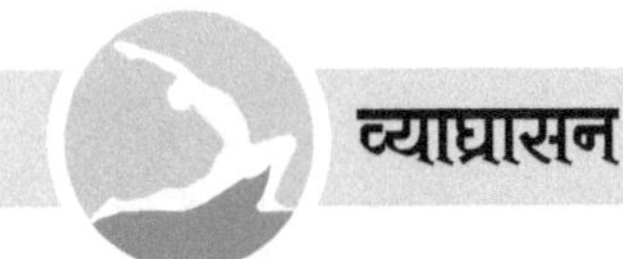

व्याघ्रासन

स्थिती : तोलात्मक

हे आसनसुद्धा हातावर तोलून करण्याचे अवघड आसन आहे.

कृती : प्रथम वज्रासनात बसावे. त्यानंतर हाताचे तळवे व कोपरे जमिनीवर गुडघ्यांच्या पुढे टेकवावेत. त्यानंतर हळूहळू हातांवर शरीराचे वजन देऊन दोन्ही गुडघे जमिनीपासून वर उचलावेत, जेणेकरून दोन्ही पाय गुडघ्यात ताठ होतील. दोन्ही हातांच्या तळव्यांमध्ये खांद्यांएवढे अंतर घ्यावे. यापेक्षा कमी किंवा जास्त अंतर शक्यतो नसावे. दोन्ही कोपरे एकमेकांना समांतर असावेत. आता पूर्ण जोर हातावर देऊन एकेक पाय ताठ वर उचलावा. पाऊल वरच्या दिशेला जाईल. दोन्ही पाय वरील दिशेला आल्यावर ते जुळलेले असावेत. हातांच्या कोपरांमध्ये काटकोन असावा. श्वसन संथ सुरू ठेवावे. आसनस्थिती चित्रात दाखवल्याप्रमाणे करण्याचा प्रयत्न करावा. आसन सोडताना सावकाश सोडावे.

लाभ : याच्या सरावाने एकाग्रता व हाताची ताकद वाढते. रक्तप्रवाह सुरळीत होतो. तसेच आत्मविश्वासही वाढतो.

काळजी : झटका देऊन पाय वर उचलू नये. अन्यथा, तोल जाऊन पडायला होईल. एकदम उभे राहू नये. तसे केल्यास काही जणांना चक्कर आल्याप्रमाणे होऊ शकते. या आसनाचा सराव सुरुवातीला भिंतीजवळ करावा.

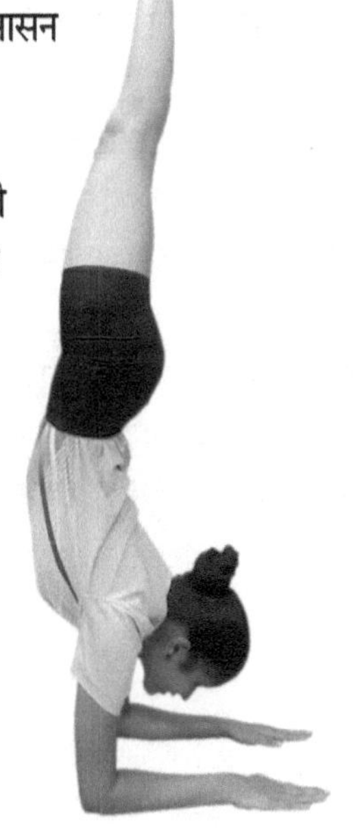

स्थिती : तोलात्मक

वृश्चिक म्हणजे विंचू. या आसनस्थितीमध्ये शरीराची स्थिती विंचवाप्रमाणे दिसते, त्यामुळे त्याला वृश्चिकासन असे म्हटले जाते. यापूर्वी आपण 'कीप फिट' या पुस्तकामध्ये व्याघ्रासन कसे करतात, हे पाहिले आहे. एकदा व्याघ्रासन सहज जमू लागले, मागे वाकून करण्याची आसने व्यवस्थित जमू लागली, वृश्चिकासन करणे सोपे जाते.

कृती : प्रथम वज्रासनात बसून पुढे वाकावे. दोन्ही हातांचे कोपरे व तळवे गुडघ्यांसमोर जमिनीवर टेकवावेत. दोन्ही पाय वरच्या दिशेला घेऊन व्याघ्रासन स्थितीमध्ये यावे. त्यानंतर मान थोडीशी वर घ्यावी. दोन्ही पाय गुडघ्यांत वाकवून पायांचे तळवे डोक्यावर टेकवावेत. छायाचित्रात दाखवल्याप्रमाणे आसन करण्याचा प्रयत्न करावा. आसन सोडताना सावकाश, उलटक्रमाने सोडावे. या आसनामध्ये श्वसन संथ असावे. नजर स्थिर ठेवावी.

लाभ : रोजच्या सरावाने हाताची ताकद वाढते आणि पाठीचा लवचीकपणा वाढतो. त्याचप्रमाणे आत्मविश्वासही वाढतो.

काळजी : आसनाचा सराव काळजीपूर्वक व योग्य मार्गदर्शनाखाली होणेच आवश्यक आहे; अन्यथा दुखापत होऊ शकते.

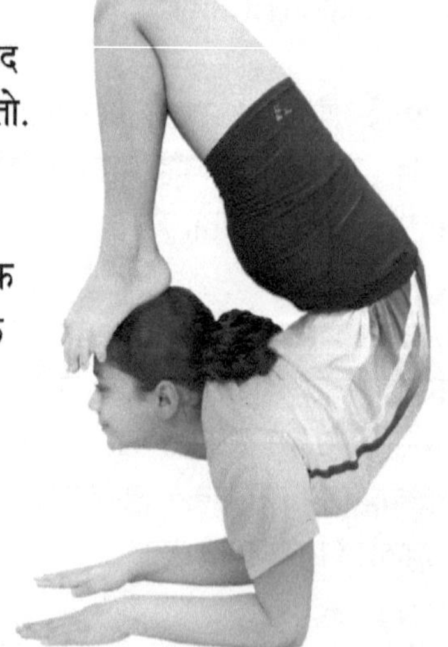

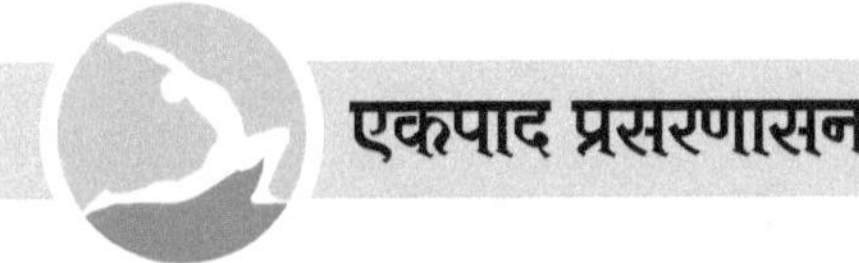

एकपाद प्रसरणासन

स्थिती : दंड-तोलात्मक

हे एक सोपे आसन असले, तरी यात पायांवर खूप छान ताण येतो.

कृती : प्रथम सूर्यनमस्काराच्या तिसऱ्या स्थितीत, म्हणजे अश्वसंचालनामध्ये जावे. या आसनामध्ये सुरुवातीला एका पायाचा तळवा दोन्ही हातांमध्ये टेकलेला असतो. दुसरा पाय मागे असतो. या अवस्थेमधून डाव्या बाजूने एकपाद प्रसारण कसे करायचे ते आपण पाहू. डाव्या हाताचा तळवा पुढे घेतलेल्या डाव्या पावलाच्या आतील बाजूला घ्यावा. ही स्थिती घेतल्यानंतर हळूहळू दोन्ही कोपरे सावकाश वाकवावेत व जमिनीवर टेकवावेत. छायाचित्रात दाखवल्याप्रमाणे दोन्ही कोपरे व टाच एका सरळ रेषेत असावेत. मान समोर व नजर स्थिर ठेवावी. श्वसन संथ सुरू असावे. एका बाजूने करून झाल्यावर हे आसन दुसऱ्या बाजूनेही करावे.

लाभ : या आसनामध्ये मांड्यांवर व पायांवर उत्तम ताण येतो. पायांतील रक्ताभिसरण सुधारते. पायांत गोळे, वात येण्याचे प्रमाण कमी होते. पायदुखी कमी होऊन लवचीकपणा वाढतो. या आसनात पोटावरही ताण येत असल्याने ते पच्चनसंस्थेसाठी उपयोगी आहे.

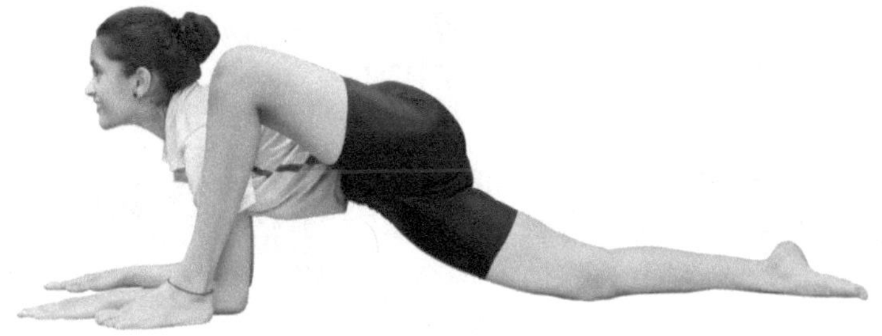

वीरासन

स्थिती : दंड-तोलात्मक

वीरासन हे दंडस्थितीमधील आसन आहे. वीर म्हणजे योद्धा. आसन स्थिती एखाद्या योद्धाप्रमाणे दिसते, असे मानून या आसनाला वीरासन संबोधले जाते.

कृती : प्रथम ताठ उभे राहावे. डावा पाय पुढे घ्यावा. दोन्ही पायांत साधारण अडीच ते तीन फूट अंतर घ्यावे. उंचीनुसार अंतर कमी जास्त करावे. डावे पाऊल डावीकडे वळवावे. आता डावा पाय गुडघ्यात वाकवावा. जेणेकरून डाव्या पायाची मांडी जमिनीला समांतर होईल. गुडघ्याचा मांडी व पोटरीजवळ काटकोन होणे अपेक्षित आहे. दोन्ही हात बाजूने किंवा समोरून वरच्या दिशेला घ्यावेत. दोन्ही हातांचे तळवे एकमेकांना जुळवून नमस्काराची स्थिती करावी. हात वर घेताना श्वास घ्यावा. हात पूर्ण वर गेल्यावर श्वसन संथ सुरू ठेवावे. मान वरच्या दिशेला व नजर स्थिर असावी. दोन्ही दंड दोन्ही कानांना टेकलेले असावेत.

लाभ : या आसनस्थितीमध्ये गळा, छाती, पोट यांचे स्नायू ताणले जातात. त्यामुळे तेथील कार्यक्षमता वाढून रक्ताभिसरण सुधारते. वात कमी होण्यास मदत होते. अतिरिक्त चरबी कमी होण्यासाठी, पायाची ताकद वाढण्यासाठी हे आसन उपयुक्त आहे. पाठीचा लवचीकपणा वाढतो. दम्याचा त्रासही कमी होतो. फुप्फुसांची कार्यक्षमता, स्टॅमिना वाढतो. आत्मविश्वासही वाढतो. पाठीची दुखणी या आसनाने कमी होतात.

वीरांगनासन

स्थिती : दंड

हे दंडस्थितीमधील आसन आहे. वीरांगना म्हणजे योद्धा स्त्री. या आसनामध्ये आसनस्थिती एखाद्या योद्ध्याप्रमाणे दिसते, म्हणून याला वीरांगनासन म्हणतात.

कृती : प्रथम ताठ उभे राहावे. डावा पाय पुढे घ्यावा. साधारण अडीच ते तीन फूट अंतर दोन्ही पायांत असावे. उजवे पाऊल उजवीकडे वळवावे. आता डावा पाय गुडघ्यात वाकवावा. गुडघा घोट्याच्या पुढे जाणार नाही, याची काळजी घ्यावी. त्यानंतर दोन्ही हात बाजूने वरच्या दिशेला घ्यावे. दोन्ही हातांचे तळवे जुळवून नमस्कारस्थिती करावी. नजर व मान वरच्या दिशेला ठेवावी. दंड कानांना टेकवून ठेवावे. जो पाय मागे आहे, त्याचा गुडघा जमिनीला टेकलेला असावा. आसनस्थिती ही शक्यतो छायाचित्रात दाखवल्याप्रमाणे असावी. जेवढा वेळ आसनात स्थिर राहता येईल, तेवढा वेळ राहावे. श्वसन संथ सुरू ठेवावे. आसन सोडताना सावकाश सोडावे. दुसऱ्या बाजूनेही याचप्रमाणे आसन करावे.

लाभ : या आसनाच्या सरावाने आत्मविश्वास वाढण्यास मदत होते. शरीरातील रक्ताभिसरण सुधारते. लवचीकपणा वाढतो. पाठदुखी कमी होण्यास, तसेच उंची वाढण्यासही मदत होते. स्टॅमिना वाढतो. फुप्फुसांची कार्यक्षमता आणि पायांची ताकद वाढते.

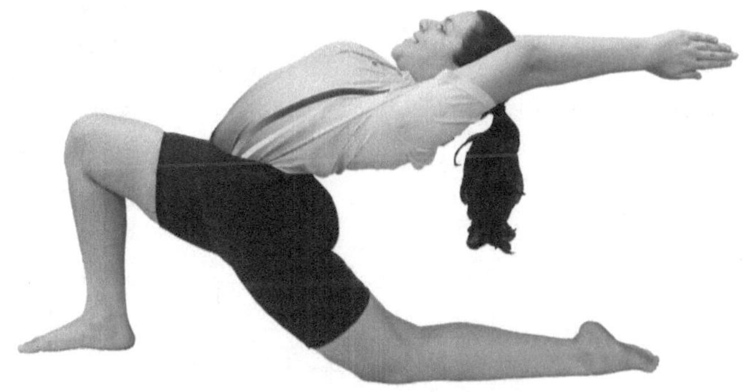

स्थिती : दंड-तोलात्मक

हे दंडस्थितीमधील तोलात्मक व करण्यास सोपे आसन आहे.

कृती : प्रथम ताठ उभे राहावे. त्यानंतर उजवा पाय डाव्या मांडीवर घ्यावा. पद्मासन घालताना पाय वर घेतले जातात, त्याप्रमाणे एक पाय वर घ्यावा. उजव्या पायाची टाच डाव्या बाजूच्या पोटाजवळ व पाऊल मांडीवर येईल, याप्रमाणे आसनस्थिती घ्यावी. पायांची स्थिती दोन्ही गुडघे शक्यतो जवळ असावेत. उजवा हात पाठीमागून घेऊन उजव्या पायाचा अंगठा किंवा पाऊल पकडावे. डावा हात वरच्या दिशेला ताणून घ्यावा. नजर स्थिर असावी. श्वसन संथ सुरू असावे. लक्ष एकाग्र करून तोल सांभाळता येईल तेवढा वेळ आसन टिकवावे. त्यानंतर ते उलटक्रमाने दुसऱ्या बाजूनेही करावे.

लाभ : या आसनाच्या रोजच्या सरावाने एकाग्रता वाढते. मन शांत होते. रक्ताभिसरण सुधारते. ताण बसल्याने लहान मुलांना उंची वाढण्यास मदत होते. सतत त्रागा, चिडचिड होणाऱ्यांनी, मानसिक त्रास असणाऱ्यांनी या आसनाचा नियमित सराव करावा.

काळजी : गुडघेदुखी असणाऱ्यांनी डॉक्टरांच्या सल्ल्यानेच हे आसन करावे.

स्थिती : दंड

अर्धबद्ध पद्मोत्तानासन हे दंडस्थितीमधील आसन आहे. बद्ध म्हणजे बांधणे. या ठिकाणी आपण 'बद्ध'चा अर्थ पकडणे असा घेऊ या.

कृती : प्रथम ताठ उभे राहावे. त्यानंतर उजवा पाय गुडघ्यात वाकवून जमिनीवरून वरच्या बाजूला उचलावा. उजव्या पायाचे पाऊल डाव्या मांडीवर येईल या पद्धतीने ठेवावे. त्यानंतर उजव्या हाताने उजव्या पायाचा अंगठा पकडावा, परंतु उजवा हात पाठीवरून पायाकडे घ्यावा. कंबरेतून पुढे वाकावे. डाव्या हाताचा तळवा डाव्या पावलाच्या जवळ येईल या पद्धतीने जमिनीवर टेकवावा. हनुवटी किंवा कपाळ डाव्या पायाच्या गुडघ्याला टेकवण्याचा प्रयत्न करावा. नजर स्थिर ठेवावी. श्वसन संथ सुरू असावे. शक्य तितका वेळ आसनस्थितीत स्थिर राहावे. आसन सावकाश, उलटक्रमाने सोडावे. दुसऱ्या बाजूनेही याच पद्धतीने सराव करावा. छायाचित्रात दाखवल्याप्रमाणे आसनस्थिती घेण्याचा प्रयत्न करावा.

लाभ : याच्या सरावाने पोटावर दाब येऊन पचनशक्ती सुधारते. लवचीकपणा वाढतो. एकाग्रता व खांद्यांच्या स्नायूंची कार्यक्षमता वाढते.

काळजी : गुडघेदुखी असेल, पाठीचे तीव्र दुखणे असेल किंवा पोटाची शस्रक्रिया झाली असेल, तर तज्ज्ञांच्या मार्गदर्शनाखाली आसन करावे.

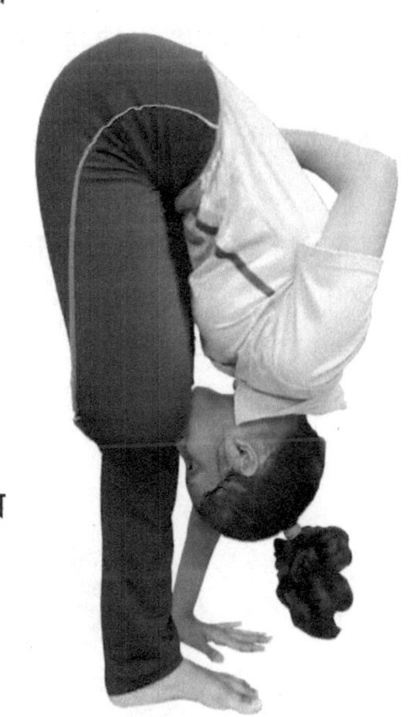

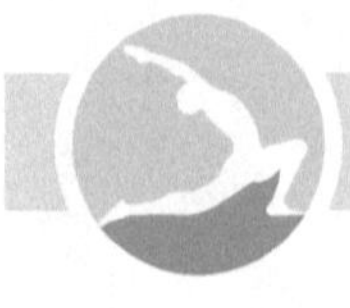

परिवर्त अधोमुखश्वानासन

स्थिती : दंड-तोलात्मक

हे आसन सोपे, परंतु तोलात्मक आहे. अधोमुखश्वानासन व्यवस्थित जमू लागले, की परिवर्त अधोमुखश्वानासन करण्यास सोपे जाते.

कृती : प्रथम अधोमुखश्वानासनाची स्थिती घ्यावी. दोन्ही हातांचे आणि दोन्ही पायांचे तळवे जमिनीला व्यवस्थित टेकवावेत. तोल व्यवस्थित सांभाळला गेला, की डाव्या हाताने उजव्या पायाचा घोटा पकडावा. कंबरेतून व पाठीतून उजवीकडे वळावे. या वेळी मानसुद्धा वळवावी. श्वसन संथ सुरू ठेवावे. आसनस्थितीमध्ये शक्य तितका वेळ स्थिर राहावे. दुसऱ्या बाजूनेही आसन करावे.

लाभ : या आसनस्थितीमध्ये पोट, पाठ, कंबर यांना छान पीळ बसतो. त्यामुळे त्यांची कार्यक्षमता वाढते. पचनक्रिया सुधारते. वाताचा त्रास कमी होतो. खांदे, दंड, हात यांचे स्नायू अधिक सुदृढ होतात. पायांनाही ताण बसल्याने तेथील रक्ताभिसरण सुधारते. संपूर्ण शरीराला ताण बसतो. पाठदुखी व कंबरदुखी या त्रासांवरती हे आसन उपयुक्त आहे. साधारणतः छायाचित्रात दाखवल्याप्रमाणे आसनस्थिती घेण्याचा प्रयत्न करावा.

काळजी : झटका देऊन, ओढून-
ताणून हे आसन करू नये.
त्याचप्रमाणे यामध्ये गुडघेही
वाकवू नयेत.

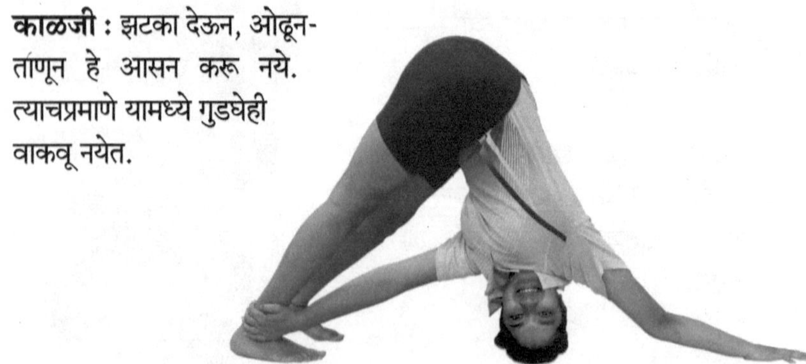

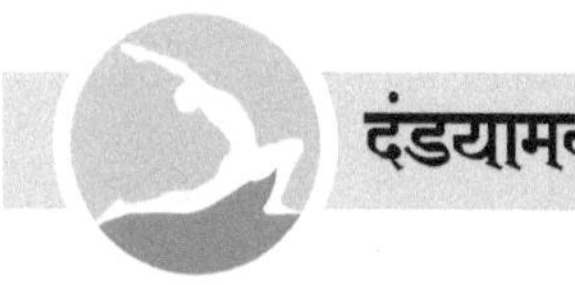

दंडयामन जानुशिरासन

स्थिती : दंड-तोलात्मक

हे दंडस्थितीमधील, म्हणजेच उभ्याने करायचे आसन आहे. मुले याला 'बंदुकासन' असेही म्हणतात. हे तोलात्मक, स्पर्धात्मक आसन आहे.

कृती : प्रथम ताठ उभे राहावे. त्यानंतर उजवा पाय गुडघ्यात वाकवून थोडा वर घ्यावा. आता हळूहळू कंबरेतून पुढे वाकावे. उजव्या पायाची टाच दोन्ही हातांनी पकडावी. ती व्यवस्थित पकडल्यानंतर हळूहळू पाय गुडघ्यातून समोरील दिशेला ताठ करावा. उजवा गुडघा पूर्ण ताठ झाल्यावर कंबरेतून अजून पुढे वाकून हनुवटी किंवा कपाळ उजव्या गुडघ्याला टेकवण्याचा प्रयत्न करावा. डावा पायही ताठच असावा. छायाचित्राप्रमाणे आसन करण्याचा प्रयत्न करावा. नजर स्थिर ठेवावी. श्वसन संथ सुरू ठेवावे.

लाभ : या आसनाच्या सरावाने पायातील शिरा ताणल्या जातात. त्यामुळे रक्ताभिसरण सुधारते. स्नायू सुदृढ होतात. पायात वात येण्याचे प्रमाण कमी होते. लवचीकपणा व आत्मविश्वास वाढतो. एकाग्रताही वाढण्यास मदत होते. सुरुवातीला भिंतीच्या आधाराने हे आसन करावे. म्हणजे तोल सांभाळणे सोपे जाईल.

काळजी : गुडघे वाकणार नाहीत, याची काळजी घ्यावी. आसनस्थिती पूर्ण झाल्यानंतर दोन्ही पायांमध्ये काटकोन असावा.

अर्धचंद्रासन

स्थिती : दंड-तोलात्मक

कृती : सुरुवातीला पायात अडीच ते तीन फुटांचे अंतर घेऊन उभे राहावे. उजवे पाऊल उजव्या बाजूला वळवावे. त्रिकोणासन करतो, त्या पद्धतीने प्रथम उजव्या बाजूला वाकावे. उजवा गुडघा थोडासा वाकवून उजव्या पावलाच्या पुढील बाजूला उजव्या हाताचा तळवा टेकवावा. आता उजव्या तळहातावर जोर देऊन डावा पाय जमिनीवरून वर उचलावा. डावा हात वरच्या दिशेने ताणून घ्यावा. दोन्ही गुडघे व दोन्ही हात ताठ असावेत. श्वसन संथ सुरू असावे. नजर समोरच्या बाजूला स्थिर असावी. मान वरील दिशेला वळवली असेल, तर नजर वरच्या हाताकडे स्थिर ठेवावी. शक्य तितका वेळ आसनस्थितीमध्ये स्थिर राहावे. आसन सोडताना सावकाश, उलटक्रमाने सोडावे. दुसऱ्या बाजूनेही याच पद्धतीने आसन करावे.

लाभ : या आसनाच्या रोजच्या सरावाने एकाग्रता वाढते. मन शांत होण्यास मदत होते. पायांचे स्नायू कार्यक्षम होतात.

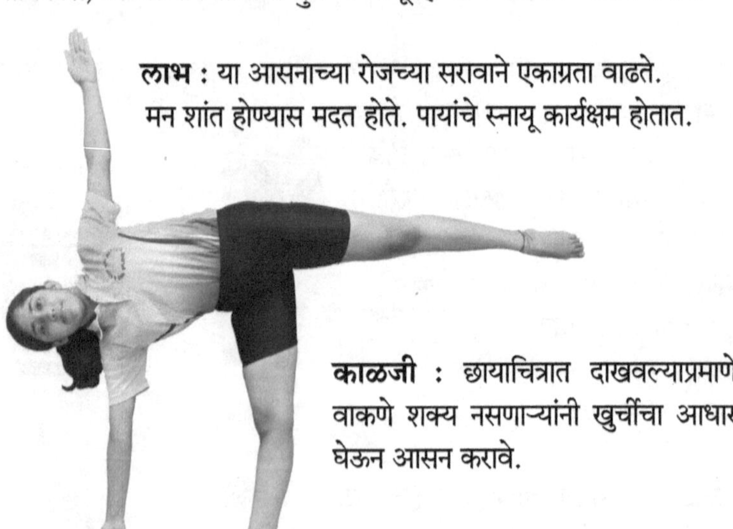

काळजी : छायाचित्रात दाखवल्याप्रमाणे वाकणे शक्य नसणाऱ्यांनी खुर्चीचा आधार घेऊन आसन करावे.

एकपाद पादांगुष्ठासन

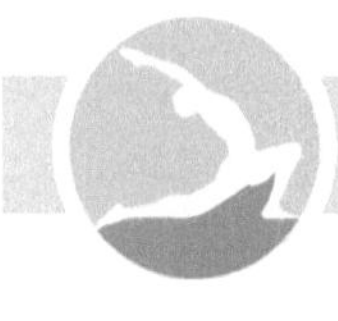

स्थिती : दंड

'कीप फिट' या पुस्तकामध्ये आपण पादांगुष्ठासन कसे करावे, हे पाहिले आहे. त्याचा योग्य सराव झाल्यावर एकपाद पादांगुष्ठासनाचा सराव सुरू करावा. हे आसन दिसण्यास सोपे असले, तरी काठिण्य सरावाच्या वेळी जाणवते.

कृती : प्रथम पादांगुष्ठासन करावे, म्हणजे दोन्ही चवड्यांवर बसावे. नजर स्थिर ठेवावी व श्वसन संथ सुरू ठेवावे. मन एकाग्र करण्याचा प्रयत्न करावा. त्यानंतर हळूहळू एक पाय जमिनीवरून वर घेऊन दुसऱ्या पायाच्या मांडीवर ठेवावा. डाव्या चवड्यावर तोल सांभाळून आसन करताना प्रथम उजवा पाय हाताच्या आधाराने जमिनीपासून वर घेऊन सावकाश डाव्या मांडीवर ठेवावा. तोल सांभाळता आल्यावर दोन्ही हात सावकाश नमस्कार स्थितीमध्ये घ्यावेत.

लाभ : या आसनाच्या नियमित सरावाने एकाग्रता वाढते. लहान मुलांची चंचलता कमी होण्यास मदत होते. चिडचिड कमी होते. आत्मविश्वास वाढतो. मन शांत होण्यास मदत होते.

काळजी : सुरुवातीला तोल जाऊन पडण्याची शक्यता असल्याने भिंतीच्या आधाराने सराव करावा. एकदम झटका देऊन आसन करू नये. अन्यथा, पाय मुडपून पडण्याची शक्यता असते. गुडघेदुखीचा त्रास असणाऱ्यांनी किंवा गुडघ्याचे किंवा घोट्याचे शल्यकर्म झाले असल्यास हे आसन करू नये, अन्यथा त्रास वाढतो.

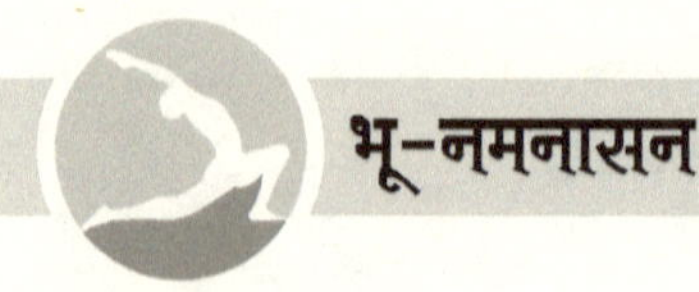

स्थिती : दंड-तोलात्मक

हे दंडस्थितीतील आसन आहे.

कृती : प्रथम ताठ उभे राहावे. दोन्ही पायांत साधारण अडीच ते तीन फूट अंतर घ्यावे. उंचीनुसार ते कमी जास्त होईल. प्रथम उजवे पाऊल उजवीकडे वळवावे. त्यानंतर, उजवा पाय गुडघ्यात वाकवावा. पाय वाकवल्यानंतर कंबरेतून पुढे, पण उजव्या पावलाच्या दिशेने वाकावे. उजव्या पायाच्या घोट्याला कपाळ टेकवण्याचा प्रयत्न करावा. दोन्ही हात पाठीमागे कंबरेवर असावेत. एका हाताने दुसऱ्या हाताचे मनगट पकडावे.

लाभ : या आसनाच्या सरावाने पायाच्या स्नायू व शिरांना ताण बसतो. रक्ताभिसरण सुधारते. पायात गोळे येण्याचे प्रमाण कमी होते. तोलात्मक आसन असल्याने एकाग्रता वाढण्यास मदत होते.

काळजी : आसन करताना सावकाश वाकावे व तोल सांभाळून करावे, अन्यथा पडायला होईल.

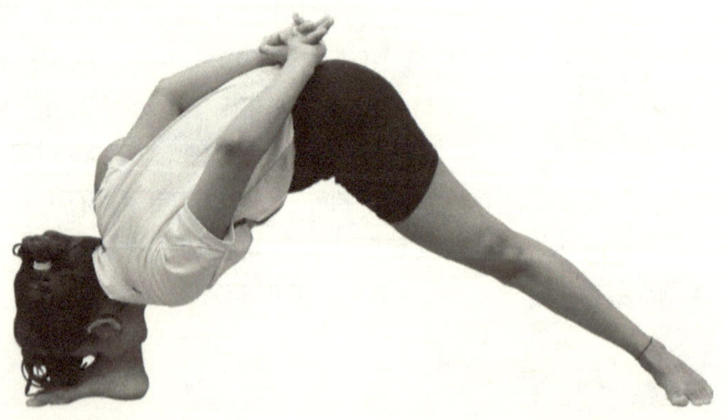

परिवर्त अर्धचंद्रासन

स्थिती : दंड-तोलात्मक

आपण 'कीप फिट' या पुस्तकामध्ये अर्धचंद्रासन कसे करावे, हे पाहिले आहे. आता परिवर्त अर्धचंद्रासन कसे करावे, ते पाहू या. हे तोलात्मक आसन आहे.

कृती : दोन्ही पायांत साधारण अडीच ते तीन फूट अंतर घेऊन उभे राहावे. त्यानंतर डावे पाऊल डाव्या बाजूला वळवावे. कंबरेतून पूर्णपणे डाव्या बाजूला वळावे. त्यानंतर हळूहळू खाली वाकावे. उजव्या हाताचा तळवा डाव्या पावलाच्या पुढील बाजूला टेकवावा. आता उजव्या हातावर जोर देऊन उजवा पाय जमिनीपासून वर उचलावा. डावा हात वरील दिशेला घ्यावा. छायाचित्रात दाखवल्याप्रमाणे दोन्ही गुडघे, पाय व हात ताठ असावेत. श्वसन संथ असावे. नजर स्थिर ठेवावी. म्हणजे तोल सांभाळणे सोपे जाईल. आसनस्थितीमध्ये शक्य तितका वेळ स्थिर राहावे. आसन सोडताना सावकाश, उलटक्रमाने सोडावे. दुसऱ्या बाजूनेही करावे.

लाभ : या आसनाच्या नियमित सरावाने एकाग्रता वाढते. संयम वाढतो. मन शांत होण्यास मदत होते. पायाचे स्नायू व शिरांना ताण बसल्याने त्यांची कार्यक्षमता वाढते. कंबर, पाठ व पोट यांना पीळ बसतो, त्यामुळे वाताचा त्रासही कमी होण्यास मदत होते. आम्लपित्ताचा त्रास कमी होतो.

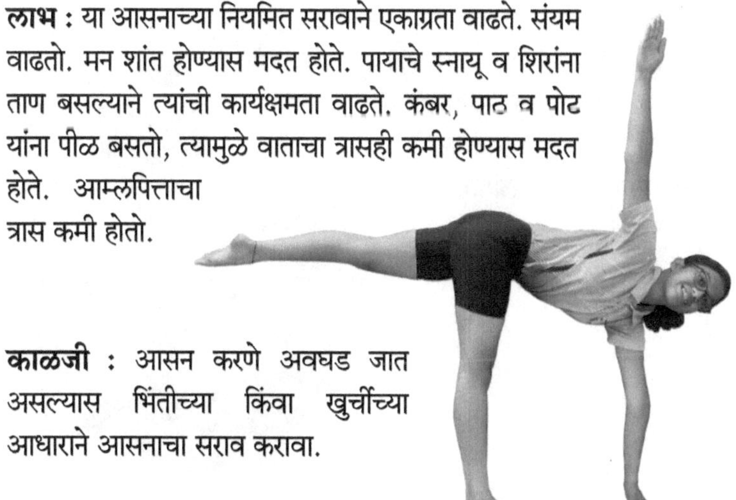

काळजी : आसन करणे अवघड जात असल्यास भिंतीच्या किंवा खुर्चीच्या आधाराने आसनाचा सराव करावा.

सांख्यासन

स्थिती : बैठक-तोलात्मक

हे एक अतिशय सुंदर असे आसन आहे. ते तोलात्मक, एकाग्रता वाढविणारे, स्पर्धात्मक आसन आहे. एकपादशिरासन, रुचिकासन या प्रकारची आसने जमू लागल्यावर सांख्यासनाचा सराव सुरू करावा.

कृती : प्रथम एकपादशिरासन करावे. त्यानंतर हळूहळू हाताच्या साहाय्याने दुसऱ्या पायाचा चवडा जमिनीवर टेकवावा. गुडघा जमिनीला समांतर असावा. त्यानंतर फक्त चवड्यावर संपूर्ण शरीराचा तोल सांभाळावा. एकदा तोल सांभाळता आल्यावर दोन्ही हातांची नमस्कार स्थिती करावी. नजर स्थिर असावी. श्वसन संथ सुरू ठेवावे. पाठ सरळ असावी. आसनस्थितीमध्ये शक्य असेल तेवढा वेळ स्थिर राहावे. त्यानंतर आसन सोडताना सावकाश, उलटक्रमाने सोडावे.

लाभ : स्पर्धात्मक अशा या आसनाने एकाग्रता वाढते, आत्मविश्वास वाढतो.

काळजी : अवघड आसन असल्याने शांतपणे सराव करावा; अन्यथा पायाला दुखापत होऊ शकते. त्यामुळे काळजीपूर्वक आसन करावे. हळूहळू सरावाने ते जमू लागते.

नर्तकासन

स्थिती : दंड-तोलात्मक

नर्तकासन हे दंडस्थितीमधील आसन आहे. हा तोलात्मक आसनप्रकार आहे. यापूर्वी आपण 'कीप फिट' या पुस्तकामध्ये अनुपार्श्वकोनासन, नटराजासन ही आसने कशी करतात हे पाहिले आहे. याचा व्यवस्थित सराव झाला, की हे आसन जमू लागते. गुडघ्याचा त्रास असलेल्यांनी शक्यतो हे आसन करू नये.

कृती : प्रथम उजव्या पायाने हे आसन कसे करतात, हे पाहू. डाव्या पायावर उभे राहून उजवा पाय सावकाश जमिनीपासून वर उचलावा व गुडघ्यात वाकवून नटराजासनप्रमाणे, हाताच्या आधाराने वरच्या दिशेला घ्यावा. त्यानंतर हळूहळू पाऊल हनुवटीच्या इथे अडकवण्याचा प्रयत्न करावा. पाऊल अडकवले की दोन्ही हात वरच्या दिशेला घ्यावेत. छायाचित्राप्रमाणे आसनस्थिती घेण्याचा प्रयत्न करावा. आसनस्थिती पूर्ण झाल्यावर नजर स्थिर ठेवावी व श्वसन संथ सुरू ठेवावे. आसन सोडताना सावकाश सोडावे व दुसऱ्या बाजूने करावे.

लाभ : या आसनामुळे लवचीकपणा वाढतो. आत्मविश्वास वाढण्यास मदत होते. एकाग्रता वाढते.

काळजी : अतिताण देऊन किंवा झटका देऊन हे आसन करू नये. तसे केल्यास गुडघ्याला किंवा स्नायूंना दुखापत होऊ शकते.

उत्थितहस्त पादांगुष्ठासन

स्थिती : दंड-तोलात्मक

कृती : प्रथम ताठ उभे राहावे. नजर स्थिर ठेवावी. श्वसन संथ सुरू असावे. आता हळूहळू उजवा पाय गुडघ्यात वाकवावा. उजव्या हाताने उजव्या पायाचा अंगठा पकडावा. त्यानंतर हळूहळू पाय गुडघ्यामध्ये ताठ करण्याचा प्रयत्न करावा. उजवा पाय उजव्या बाजूनेच हळूहळू वरच्या दिशेला घ्यावा. छायाचित्रात दाखवल्याप्रमाणे डाव्या पायावर संपूर्ण शरीराचा तोल सांभाळावा. डावा हातही वरच्या दिशेला घ्यावा. दोन्ही हात साधारण एका रेषेत असावेत. आसनाची अंतिम स्थिती इंग्रजी 'वाय' या अक्षराप्रमाणे दिसते. शक्य तितका वेळ आसनात स्थिर राहावे. आसन सावकाश सोडावे. याचप्रमाणे दुसऱ्या बाजूनेही आसन करावे.

लाभ : या आसनाच्या सरावाने विद्यार्थ्यांची एकाग्रता वाढते. चिडचिड कमी होण्यास मदत होते. लवचीकपणा वाढतो. पायांच्या स्नायूंची ताकदही वाढते.

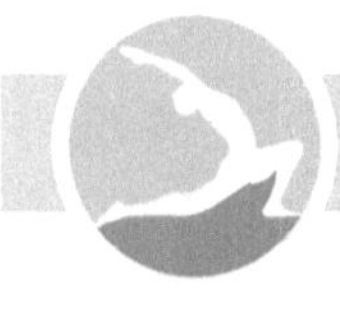

परिवर्त हस्तपादांगुष्ठासन

स्थिती : दंड-तोलात्मक

हे दंडस्थितीमधील आसन आहे. यापूर्वी आपण 'कीप फिट' या पुस्तकामध्ये हस्तपादांगुष्ठासन पाहिले आहे. आता परिवर्त आसन पाहू या. हे दंडस्थितीत, म्हणजेच उभ्याने करण्याचे तोलात्मक आसन आहे.

कृती : प्रथम ताठ उभे राहावे. त्यानंतर उजवा पाय गुडघ्यात वाकवून डाव्या हाताने या पायाचा अंगठा पकडावा. अंगठा व्यवस्थित पकडला की डावा पाय उजव्या हाताच्या दिशेला घेऊन गुडघ्यात ताठ करावा. दुसरा हातही उजव्या बाजूला ताठ करावा. यामध्ये दोन्ही हात एका रेषेत असावेत. दोन्ही पाय ताठ असावेत. पाठीला बाक नसावा. मान उजव्या हाताकडे वळवावी.

लाभ : या आसनाच्या नियमित सरावाने बरेच फायदे मिळतात. मन शांत होते, एकाग्रता वाढते, संयम वाढतो, चिडचिड कमी होते. पायांच्या शिरांना ताण बसल्याने रक्तप्रवाह सुधारतो. वाताचा त्रास कमी होतो. स्नायू सुदृढ होतात.

काळजी : हे तोलात्मक आसन असल्याने सावकाश करावे. झटका देऊन पाय ताठ करू नये. सुरुवातीला भिंतीच्या आधाराने सराव करावा.

स्थिती : दंड-तोलात्मक

हे दंडस्थितीमधील आसन आहे. ते तोलात्मकही आहे.

कृती : प्रथम ताठ उभे राहावे. त्यानंतर पाय गुडघ्यातून वाकवून हाताने त्या पायाचा अंगठा पकडावा. आपण यापूर्वी 'कीप फिट' या पुस्तकामध्ये एकपाद राजकपोतासन कसे करायचे, हे पाहिले आहे. त्यामध्ये हात वळवून घेतो, त्याचप्रमाणे हात वळवून पाय जास्तीत जास्त वर घ्यावा. पाय वर आल्यानंतर दोन्ही हाताने तो पकडून तळपाय डोक्याच्या मागील बाजूला टेकवण्याचा प्रयत्न करावा. तो व्यवस्थित टेकल्यानंतर शक्य असेल, तर एक हात पावलापासून काढून समोरच्या दिशेने ताठ करावा. या वेळी उभा असणारा पाय गुडघ्यात ताठच ठेवावा. छायाचित्राप्रमाणे आसनस्थिती घेण्याचा प्रयत्न करावा.

लाभ : या आसनाच्या नियमित सरावाने लवचीकपणा येतो, तसेच एकाग्रताही वाढते. मन शांत होण्यास मदत होते. संयम वाढतो.

काळजी : आसन सुरुवातीला भिंतीच्या आधाराने करावे. जेणे करून तोल सांभाळणे सोपे जाईल. आसन स्वतःच्या क्षमतेनुसार करावे.

स्थिती : दंड-तोलात्मक

नटराजासन हे दंडास्थितीमधील आसन आहे. याचा पहिला प्रकार सहज जमू लागला की दुसऱ्या प्रकाराचा सराव सुरू करावा. हे आसन करताना एकाग्रतेची आवश्यकता असते.

कृती : प्रथम ताठ उभे राहावे. त्यानंतर डावा पाय गुडघ्यात मागच्या बाजूला दुमडून घ्यावा. डाव्या हातानेच डाव्या पायाचा घोटा पकडावा. त्यानंतर हळूहळू पाय वरच्या दिशेला ताणण्याचा प्रयत्न करावा. सरावाने डाव्या पायाचे पाऊल वरच्या दिशेला नेण्याचा प्रयत्न करावा. दोन्ही पाय उभ्या एका रेषेत दिसतील, याप्रमाणे आसनस्थिती करण्याचा प्रयत्न करावा. उजवा हात समोरच्या बाजूला जमिनीला समांतर असावा. संपूर्ण शरीराचा तोल उजव्या पायावर सांभाळावा. उजवा पाय ताठ असावा. नजर स्थिर व श्वसन संथ असावे. आसन सावकाश सोडावे. अशीच क्रिया दुसऱ्या बाजूने करावी.

लाभ : या आसनाच्या सरावाने एकाग्रता वाढते. पायाच्या स्नायूंची कार्यक्षमता वाढते. छातीचे स्नायू ताणले गेल्याने त्यांची व फुप्फुसांची क्षमता वाढते. शरीराचा लवचीकपणा वाढण्यास या आसनाचा उपयोग होतो.

काळजी : सुरुवातीला भिंतीच्या आधाराने सराव करावा.

स्थिती : दंड-तोलात्मक

अधोमुखश्वानासनामध्ये विविध बदल करून बरीच आसने करता येतात. आपण उभे राहून नटराजासन करतो, त्याच पद्धतीने ते अधोमुखश्वानासनातही करता येते. त्यामुळे अधोमुखश्वानासन व नटराजासन ही दोन्ही आसने ज्यांना व्यवस्थित येतात, त्यांना हे आसन करणे अवघड नाही.

कृती : प्रथम अधोमुखश्वानासन करून एक पाय वर घ्यावा. तो गुडघ्यात वाकवून पायाचा अंगठा हाताने पकडून नटराजासनाप्रमाणे पाऊल डोक्याकडे घ्यावे. तळपाय डोक्याला टेकवण्याचा प्रयत्न करावा.

लाभ : अधोमुखश्वानासन आणि नटराजासन या दोन्ही आसनांचे फायदे या आसनामध्ये मिळतात.

काळजी : हे आसन जमत नसणाऱ्यांनी हळूहळू, योग्य मार्गदर्शनाने किंवा आधाराने सराव सुरू करता येईल.

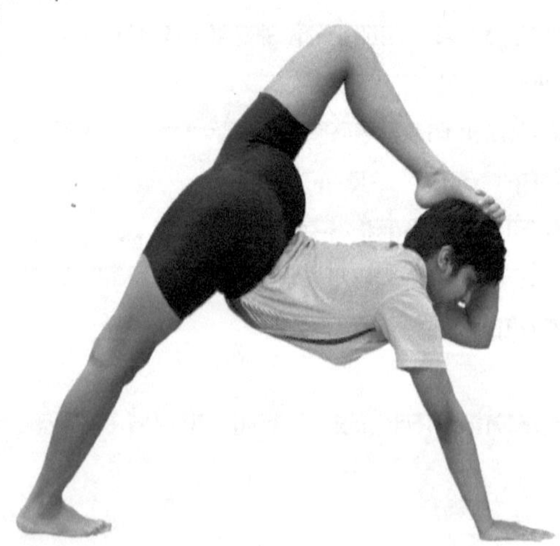

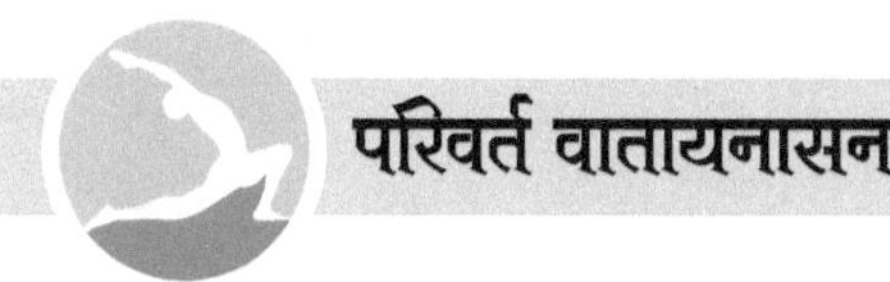

परिवर्त वातायनासन

स्थिती : दंड-तोलात्मक

आपण वातायनासन कसे करायचे, हे पाहिले आहेच. त्याचा योग्य सराव झाल्यानंतर परिवर्त वातायनासनाचा सराव सुरू करावा.

कृती : हे दंडस्थितीमधील तोलात्मक आसन आहे. प्रथम ताठ उभे राहून उजवा पाय गुडघ्यात वाकवून डाव्या मांडीवर उजव्या पावलाची वरील बाजू टेकेल याप्रमाणे ठेवावा. त्यानंतर छायाचित्रात दाखवल्याप्रमाणे डावा पाय गुडघ्यात हळूहळू वाकवून उजवा गुडघा जमिनीला टेकवावा. डावा तळपाय व उजवा गुडघा जमिनीला टेकवावा. त्यानंतर कंबरेतून डाव्या बाजूला वळावे. उजव्या खांद्याची मागील बाजू डाव्या मांडीला टेकवावी. डाव्या मांडीच्या खालून उजवा हात घ्यावा व पाठीमागील बाजूने डावा हात घ्यावा. दोन्ही हातांची बोटे एकमेकांत गुंफावीत. कंबर, पाठ जास्तीत जास्त वळवावी; म्हणजे हात पकडता येईल.

लाभ : या आसनाच्या अभ्यासामुळे गुडघे, पाय सुदृढ होतात. एकाग्रता वाढते. मन शांत होते. कंबर, पाठ यांना पीळ बसल्याने पाठदुखी, कंबरदुखी कमी होण्यास मदत होते. पोटाला दाब व पीळ बसल्याने पचनाच्या तक्रारी कमी होतात.

काळजी : गुडघेदुखीचा त्रास असणाऱ्यांनी हे आसन करू नये.

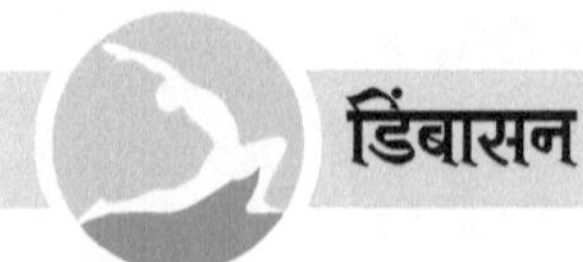

स्थिती : दंड

चक्रासन व्यवस्थित जमू लागले की ही आसनस्थिती येऊ लागेल.

कृती : सुरुवातीला चक्रासन करावे. हळूहळू चक्रासनातील हात व पाय जवळ घेण्याचा सराव करावा. एकदा का हातांची बोटे टाचेजवळ आली, की छायाचित्रात दाखविल्याप्रमाणे हाताने पायाचे घोटे पकडण्याचा सराव करावा. हाताचे कोपरे व गुडघे दोन्ही ताठ असावेत.

लाभ : या आसनाच्या रोजच्या सरावाने लवचीकपणा वाढतो. रक्ताभिसरण सुधारते. उंची वाढण्यास मदत होते. आत्मविश्वास वाढतो. हे स्पर्धात्मक आसन आहे. शक्य तेवढा वेळ आसनस्थितीत स्थिर राहावे. आसन सावकाश सोडावे. ते सोडल्यावर पादहस्तासन करणे आवश्यक आहे.
त्यामुळे पाठीवरील अतिरिक्त ताण कमी होईल.

काळजी : या आसनाचा सराव हा योग्य मार्गदर्शनाखाली व मार्गदर्शकाच्या सूचनेनुसार होणे आवश्यक आहे. सोप्या आसनांचा पुरेसा सराव झाल्यानंतरच हे आसन सुरू करावे. अन्यथा पाठदुखी किंवा कंबरदुखी होऊ शकते. कोणत्याही प्रकारचे झटके, अतिदाब न देता सराव करावा. या आसनामध्ये पाठीच्या मणक्याचा लवचीकपणा दिसून येतो.

पूर्ण वीरासन

स्थिती : दंड-तोलात्मक

हे आसन योग्य मार्गदर्शनाखाली करणे आवश्यक आहे. 'कीप फिट' या पुस्तकामध्ये आपण वीरासन कसे करावे, हे पाहिले आहेच. वीरासन व्यवस्थित येऊ लागल्यावर पूर्ण वीरासनाचा सराव करावा.

कृती : प्रथम पायात साधारणपणे अडीच ते तीन फुटांचे अंतर घ्यावे. त्यानंतर उजव्या गुडघ्याचा काटकोन होईल, इतका पाय वाकवावा. मांडी जमिनीला समांतर असावी. दोन्ही हात वर घ्यावेत व मागील दिशेला वाकावे. डावा पाय मागे ताठच असावा. दोन्ही हातांनी तो पकडावा. कंबरेतून मागे वाकता येईल तेवढेच वाकावे. छायाचित्राप्रमाणे आसन करण्याचा प्रयत्न करावा.

लाभ : या आसनाच्या सरावाने लवचीकपणा वाढतो. पाठीचे, कंबरेचे स्नायू सुदृढ होतात. एकाग्रता वाढते. अतिरिक्त चरबी कमी होते. फुप्फुसांची कार्यक्षमता वाढते. शरीरातील सर्व संस्थांचे कार्य सुधारते. पायांचे स्नायू अधिक कार्यक्षम होतात.

काळजी : हे आसन अवघड आसनांच्या गटात येते. त्यामुळे सुरुवातीला शक्य असेल तेवढेच करावे. खूप ओढून-ताणून, जबरदस्तीने करू नये.

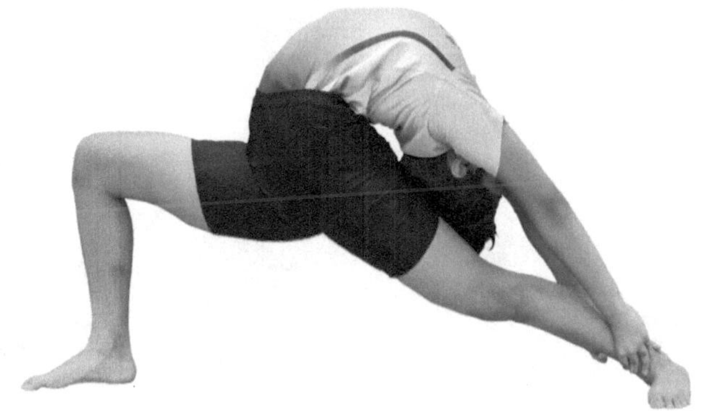

सेतुबंध सर्वांगासन

स्थिती : शयन

सेतुबंध सर्वांगासन हे आसन सर्वांगासनाचा सराव झाल्यावर सुरू करावे. हे शयनस्थितीमधील आसन आहे.

कृती : प्रथम पाठीवर झोपावे. सर्वांगासनच्या आसनस्थितीमध्ये जावे. त्यानंतर हळूहळू एकएक पाय जमिनीच्या दिशेला घ्यावा. पाय खाली घेताना सावकाश घ्यावा. झटका बसणार नाही, याची काळजी घ्यावी. पाय खाली घेताना सर्वांगासनातील हाताची पकड थोडी बदलावी. म्हणजेच हाताचा अंगठा पाठीकडे व चार बोटे पोटाच्या दिशेला याप्रमाणे कंबरेला किंवा पाठीला आधार द्यावा. दोन्ही तळपाय जमिनीला टेकलेले असावे. तसेच डोक्याची मागची बाजू, खांदे व कोपरे जमिनीला टेकलेले असावे. हे आसन करताना गळ्यावर दाब येईल; कारण जालंधर बंध बांधला जातो.

लाभ : छातीचे, पोटाचे व मांडीचे स्नायू ताणले जातील. यामुळे तेथील कार्यक्षमता वाढण्यास उपयोगी आहे. आसन सावकाश उलटक्रमाने सोडावे. थायरॉईडचा त्रास असणाऱ्यांसाठी या आसनाचा सराव आवश्यक आहे.

काळजी : मानेचे, पाठीचे दुखणे, व्हर्टिगो असलेल्यांनी योग्य मार्गदर्शनाखाली आसन करावे. छायाचित्रात दाखवल्याप्रमाणे स्थिती घेण्याचा प्रयत्न करावा.

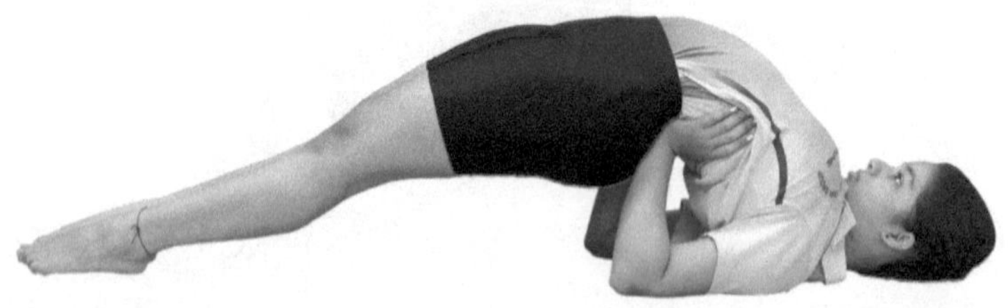

पद्मसेतुबंधासन : १

स्थिती : शयन

याआधी आपण सेतुबंधासन, सेतुबंध सर्वांगासन, पद्मसर्वांगासन ही आसने कशी करायची, हे पाहिले आहे. आज आपण पद्मसेतुबंधासन कसे करतात हे पाहू या.

कृती : प्रथम पाठीवर झोपावे. दोन्ही पाय जमिनीपासून वर उचलून उत्तानपादासनमध्ये यावे. हळूहळू कंबर व पाठ वर उचलत सर्वांगासन करावे. सर्वांगासनाची स्थिती पूर्ण झाली, की सावकाश तिथेच पद्मासन घालावे. (सर्वांगासनामध्ये पद्मासन घालता येत नसेल त्यांनी आधी पद्मासन घालून मगच पाठीवर झोपावे. त्यानंतर सर्वांगासन करावे.) त्यानंतर दोन्ही हातांनी कंबरेला आधार द्यावा. हातांची बोटे बाहेरील बाजूला व तळव्याकडील बाजू कंबरेकडे येईल, या पद्धतीने आसन करावे. हाताचा व्यवस्थित आधार मिळाला, की पद्मासन जमिनीला समांतर येईपर्यंत मांडी खाली घ्यावी. छायाचित्रात दाखवल्याप्रमाणे हळूहळू आसनस्थिती घ्यावी.

लाभ : पोटाची व हातांची ताकद वाढते. एकाग्रता वाढते.

काळजी : आसन सोडले की पवनमुक्तासन करावे. पाठीवरचा ताण कमी होईल, झटका देऊन हे आसन करू नये. हातांना व मानेला त्रास होऊ शकतो. सावकाश, जेवढे जमेल तेवढेच आसन करावे.

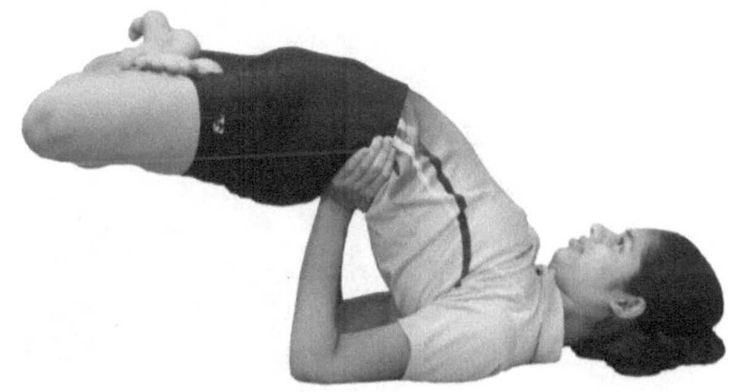

स्थिती : शयन

सेतुबंध सर्वांगासन, पद्मसर्वांगासन या दोन्हींचा भरपूर सराव केल्यानंतरच पद्मसेतुबंध सर्वांगासनाचा सराव सुरू करावा. हे थोडेसे अवघड आसन असल्याने मार्गदर्शनाखालीच सराव करणे आवश्यक आहे.

कृती : प्रथम पद्मसर्वांगासन करावे. पद्मसर्वांगासन करताना अतिशय सावकाश, झटका न देता दोन्ही गुडघे म्हणजे पद्मासनात जमिनीच्या दिशेने घेणे आवश्यक आहे. यामध्ये पोटातील ताकद सांभाळून आसनस्थिती घ्यावी लागते. अन्यथा दुखापत होऊ शकते. यामध्ये हातांच्या तळव्यांची दिशा छायाचित्रात दाखवल्याप्रमाणे असावी. हातांची बोटे पोटाच्या दिशेने व हाताचा अंगठा पाठीच्या दिशेला असावा. श्वसन संथ सुरू असावे. गळ्यावर दाब येतो. जालंधर बंध बांधला जातो. छाती, पोट, मांडी यांवर ताण येतो. शक्य तितका वेळ आसनस्थितीमध्ये स्थिर राहावे. आसन सावकाश उलटक्रमाने सोडावे.

लाभ : या आसनामुळे छातीचे स्नायूंचे व पोटातील इंद्रियांचे कार्य सुधारते व लवचीकपणा वाढतो.

काळजी : झटका देऊन हे आसन करू नये. स्वतःच्या क्षमतेने करावे. विशेषतः मनगटांची काळजी घ्यावी.

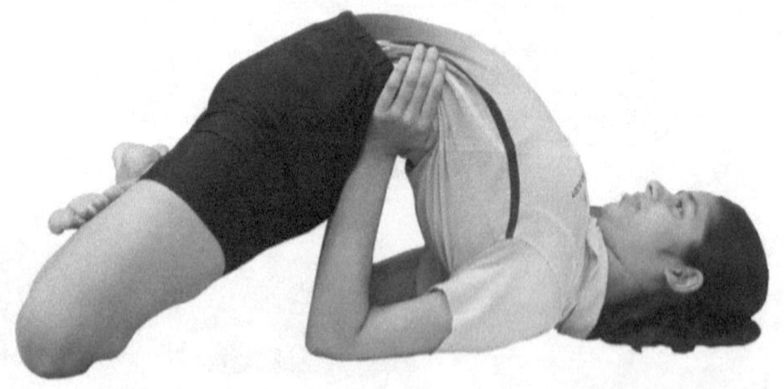

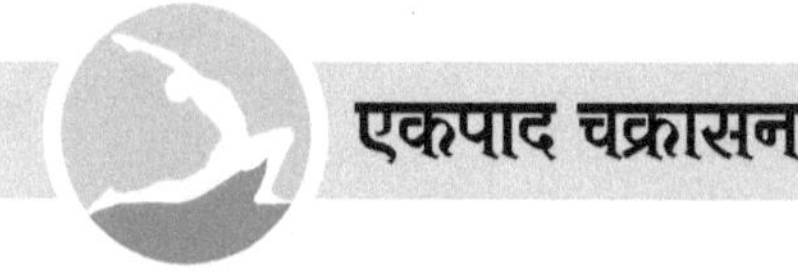

एकपाद चक्रासन

स्थिती : शयन-दंड

चक्रासनाचा व्यवस्थित सराव झाल्यावर एकपाद चक्रासनाचा सराव सुरू करावा.

कृती : प्रथम चक्रासन उभ्याने किंवा पाठीवर झोपून कुठल्याही पद्धतीने करावे. त्यानंतर एकपाद चक्रासन करण्यासाठी सावकाश एक पाय जमिनीपासून वर उचलावा. तो जमिनीला समांतर येईपर्यंत वर घ्यावा. गुडघा ताठ असावा. शरीराचे वजन दोन्ही हातांवर व एका पायावर तोलून धरावे. आसनामध्ये शक्य तितका वेळ स्थिर राहावे. आसन सोडताना सावकाश पाय खाली घ्यावा. अशाच प्रकारे दुसऱ्या पायानेही आसन करावे.

लाभ : हे तोलात्मक आसन असल्यामुळे त्याचा एकाग्रता वाढण्यासही उपयोग होतो. त्याचप्रमाणे चक्रासनाचे फायदेही मिळतातच. पोटाला ताण बसल्याने पोटातील इंद्रिये, पचनसंस्था अधिक कार्यक्षम होतात. वाताचा त्रास, अपचन, आम्लपित्त कमी होण्यासही हे आसन उपयुक्त आहे. पोटावरील अतिरिक्त चरबी कमी होण्यासही या आसनाचा उपयोग होतो. छातीचे स्नायूही ताणले जातात. फुप्फुसांची कार्यक्षमताही वाढते.

काळजी : झटका देऊन पाय वर घेऊ नये; अन्यथा तोल जाऊन पडण्याची किंवा एखादा स्नायू दुखावण्याची शक्यता असते. पोट व पाठीचे तीव्र आजार आसणाऱ्यांनी योग्य मार्गदर्शनाखालीच आसनाचा सराव करावा.

स्थिती : शयन

या आसनाचा सराव करण्यापूर्वी चक्रासन व पद्मासन व्यवस्थित जमणे आवश्यक आहे. त्याचप्रमाणे मत्स्यासनही व्यवस्थित यायला हवे.

कृती : प्रथम पद्मासन घालून पाठीवर झोपावे. चक्रासन करताना हाताचे तळवे खांद्याजवळ टेकवतो, त्याचप्रमाणे ते टेकवावेत. त्यानंतर हातावर जोर देऊन पाठ वर उचलावी. हळूहळू कंबर, मांडी, डोकेही जमिनीपासून वर उचलावे. शरीराचा भार दोन्ही गुडघे व हातांच्या तळव्यांवर असावा. छायाचित्राप्रमाणे आसनस्थिती घेण्याचा प्रयत्न करावा. हे आसन अवघड प्रकारात येते. यामुळे योग्य मार्गदर्शनाखाली त्याचा सराव होणे आवश्यक आहे. आसनस्थितीमध्ये जमेल तेवढाच वेळ राहावे.

लाभ : या आसनामध्ये गुडघ्यावर जोर आल्याने ते अधिक सुदृढ बनतात. लवचीकपणा वाढतो. संपूर्ण शरीराला ताण बसल्याने रक्ताभिसरण सुधारते. छातीचे स्नायूही ताणले जातात. फुप्फुसांची कार्यक्षमताही वाढते. त्याचप्रमाणे पाठीचे, कंबरेचे व खांद्यांचे स्नायू अधिक कार्यक्षम व लवचिक होतात.

काळजी : गुडघेदुखी, घोटादुखी असेल किंवा मानीचे, पाठीचे तीव्र दुखणे असेल, तर हे आसन करू नये.

एकहस्त एकपाद चक्रासन

स्थिती : शयन

आपल्या सर्वांचा चक्रासनाचा, एकपाद चक्रासनाचा उत्तम सराव आत्तापर्यंत झाला असेल. स्थिरता वाढली असेल. आसनामधील आत्मविश्वास आणखी वाढविण्यासाठी एकहस्त एकपाद चक्रासनाचा उपयोग होतो.

कृती : प्रथम चक्रासन करावे. चक्रासनाची स्थिती पूर्ण झाली की डावा पाय जमिनीपासून वर उचलून एकपाद चक्रासन करावे. हा उचललेला पाय जमिनीला समांतर असावा. हे आसन पूर्ण झाले की, हळूहळू तोल सांभाळून डावा हातही जमिनीपासून वर उचलून मांडीवर ठेवावा. सुरुवातीला हात उचलताना तोल जाऊ शकतो. त्यामुळे सावकाश सराव करावा. छायाचित्रात दाखवल्याप्रमाणे आसनस्थिती घेण्याचा प्रयत्न करावा.

लाभ : नियमित सरावाने आसनस्थिती उत्तम जमू लागते. लहान मुलांसाठी हे आसन छान आहे. मोठ्यांनाही ते प्रयत्न, सरावाने जमण्यासारखे आहे. नियमित सरावाने लवचीकपणा वाढते. आत्मविश्वास वाढतो.

काळजी :
ओढून-ताणून, झटका देऊन आसन करू नये. हे तोलात्मक आसन अतिशय एकाग्रतापूर्वक करणे आवश्यक आहे; अन्यथा तोल जाऊन पडण्याची शक्यता आहे किंवा हाताचा स्नायू दुखावला जाण्याची शक्यता आहे.

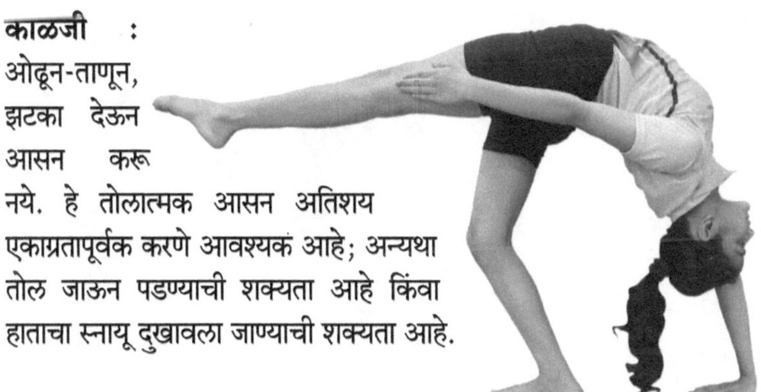

चक्रबंधासन

स्थिती : शयन-दंड

चक्रबंधासन हे मागे वळून करण्याचे आसन आहे. एकदा चक्रासन उत्तम जमू लागल्यावर चक्रबंधासनचा सराव सुरू करावा.

कृती : प्रथम चक्रासन करावे. त्यानंतर दोन्ही हात कोपरांत वाकवावे व दोन्ही कोपरे जमिनीला टेकवावे. त्यानंतर डाव्या हाताने डाव्या पायाचा घोटा व उजव्या हाताने उजव्या पायाचा घोटा पकडावा. मान किंवा डोके दोन्ही मांड्यांच्या जवळ किंवा मध्यभागी येईल याप्रमाणे वर घ्यावे. दृष्टी समोर ठेवावी. श्वसन संथ असावे. छायाचित्रात दाखवल्याप्रमाणे आसनस्थिती घेण्याचा प्रयत्न करावा. आसनस्थिती सावकाश, उलटक्रमाने सोडावी.

लाभ : हे स्पर्धात्मक आसन आहे. यामध्ये छातीचे स्नायू, पोटातील अवयव ताणले गेल्याने त्याची कार्यक्षमता वाढते. पाठीचा लवचीकपणा वाढतो.

काळजी : या आसनाचा सराव योग्य मार्गदर्शनाखाली करावा. आसनाचा सराव सावकाश व झटके न देता करावा.

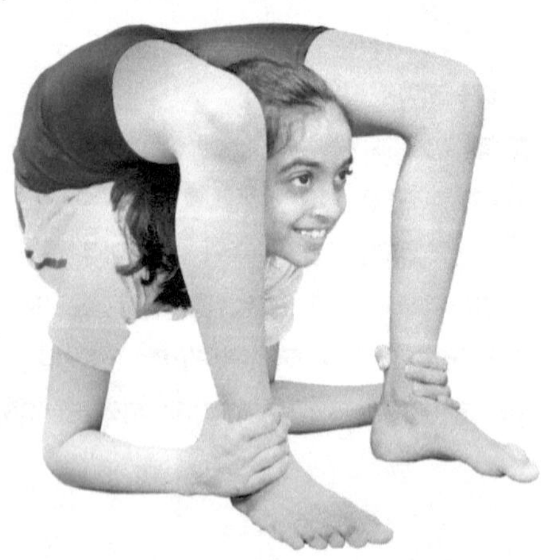

ऊर्ध्वधनुरासन

स्थिती : शयन-दंड

या आसनाचा सराव चक्रासनाचा सराव झाल्यानंतर सुरू करावा. पाठीवर झोपून किंवा उभ्याने चक्रासन या दोन्ही आसनांपैकी कुठल्याही प्रकारे तुम्ही ऊर्ध्वधनुरासनाचा सराव करू शकता.

कृती : प्रथम चक्रासन करावे. त्यानंतर दोन्ही पाय छायाचित्रात दाखवल्याप्रमाणे हळूहळू पुढे घेऊन गुडघे ताठ करावेत. दंड कानाला टेकलेले असावेत.

लाभ : या आसनाच्या नियमित सरावाने संपूर्ण शरीराला ताण बसतो. लवचीकपणा वाढतो. पचनसंस्थेच्या आणि श्वसनसंस्थेच्या बारीकसारीक तक्रारी कमी होतात.

काळजी : कोणतीही शस्त्रक्रिया झालेली असल्यास तज्ज्ञांचे मार्गदर्शन घेऊनच हे आसन करावे. अल्सर, अपेंडिक्स, हर्निया हे त्रास असणाऱ्या रुग्णांनी आपल्या डॉक्टरांचा सल्ला घ्यावा.

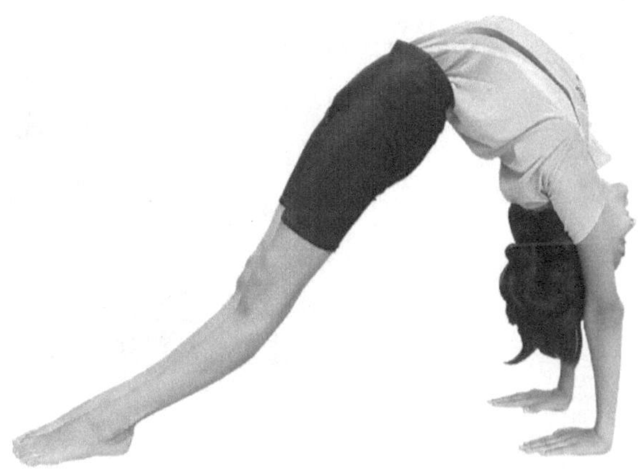

स्थिती : बैठक-शयन

ही उष्ट्रासनाच्या पुढील थोडीशी कठीण अशी आसनस्थिती आहे. उष्ट्रासनाचा व चक्रासनाचा व्यवस्थित सराव झाल्यानंतर पूर्ण उष्ट्रासनाचा सराव सुरू करावा.

कृती : प्रथम वज्रासनात बसावे. त्यानंतर वज्रासनामध्येच पाठीवर झोपावे. म्हणजेच सुप्त वज्रासन स्थिती घ्यावी. त्यानंतर चक्रासन करताना हाताचे तळवे खांद्याजवळ जमिनीवर टेकवले जातात. त्याप्रमाणे, दोन्ही हातांचे तळवे जमिनीवर टेकवावेत. आता हातावर रेटा देत सावकाश कंबर, पाठ, डोके वर उचलावे. त्यानंतर दोन्ही हातांचे कोपरे वाकवून पावलाजवळ येतील, याप्रमाणे जमिनीवर टेकवावेत. डोक्याचा वरील भाग दोन्ही तळपायांवर येईल, अशा पद्धतीने टेकवावा. उजव्या हाताने उजव्या पायाचा व डाव्या हाताने डाव्या पायाचा घोटा पकडावा. छायाचित्राप्रमाणे आसन करण्याचा प्रयत्न करावा.

लाभ : या आसनामध्ये संपूर्ण शरीराला ताण बसतो. लवचीकपणाही वाढतो. गळा, छाती, पोट, मांडी यांनाही खूप छान ताण बसल्याने त्यांची कार्यक्षमता वाढते. फुप्फुसांची क्षमताही सुधारते.

काळजी : ते सोडल्यानंतर मार्जरासन करावे, म्हणजे पाठीवरील ताण कमी होईल.

एकपाद विपरीत दंडासन

स्थिती : शयन-दंड

आपण चक्रबंधासन कसे करतात ते पाहिले आहे. त्याचा व्यवस्थित सराव झाल्यावर एकपाद विपरीत दंडासनाचा सराव योग्य मार्गदर्शनाखाली सुरू करावा.

कृती : प्रथम चक्रासन करावे. चक्रासनातून कोपरे वाकवून जमिनीला टेकवावे. म्हणजेच चक्रबंधासनाची स्थिती घ्यावी. आता एकपाद विपरीत दंडासन करताना दोन्ही हातांनी एकाच पायाचा घोटा पकडावा व दुसरा पाय हळूहळू वरच्या दिशेला घ्यावा. जो पाय वर आहे, त्याचा गुडघा ताठ असावा. पाय सरळ रेषेतच असावा. ज्या पायाचा घोटा पकडला आहे, त्या पायाच्या मांडीला डोक्याची वरची बाजू टेकवण्याचा प्रयत्न करावा. श्वसन संथ सुरू ठेवावे. नजर स्थिर असावी. आसन सोडताना सावकाश पाय खाली घ्यावा. दुसऱ्या पायानेही याच पद्धतीने करावे. दोन्ही पायांनी आसनस्थितीचा सराव झाल्यावर सावकाश, उलटक्रमाने आसन सोडावे.

लाभ : या आसनाच्या सरावाने लवचीकपणा वाढतो. संपूर्ण शरीराला ताण बसून कार्यक्षमता वाढते आणि आत्मविश्वास वाढतो.

काळजी : त्यानंतर मंडुकासन किंवा योगमुद्रा या आसनांचा अभ्यास करावा. त्यामुळे पाठीवर व कंबरेवर आलेला ताण कमी होईल. हे स्पर्धात्मक आसन आहे.

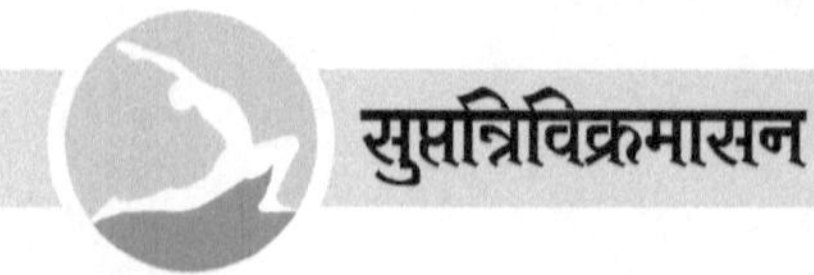

स्थिती : शयन

हे आसनही योग्य सरावानंतरच जमू लागते. आपण यापूर्वी पहिल्या भागात हनुमानासन, त्रिविक्रमासन, उत्थित हनुमानासन, सुप्त हनुमानासन आदी आसनांबद्दल जाणून घेतले आहे. त्यांचा योग्य सराव असेल, तर हे आसन लगेच जमू लागेल. हे शयनस्थितीमधील, म्हणजेच पाठीवर झोपून करण्याचे आसन आहे.

कृती : प्रथम पाठीवर झोपावे. त्यानंतर हळूहळू डावा पाय जमिनीपासून वर उचलून उत्तानपादासन करावे. दोन्ही हातांनी पायाचा घोटा पकडावा. पाय जास्तीत जास्त डोक्याच्या बाजूला ओढून घ्यावा. तो साधारणपणे जमिनीपर्यंत कानाच्या बाजूला येईल, एवढा ओढून घ्यावा. छायाचित्रात दाखवल्याप्रमाणे आसनस्थिती घेण्याचा प्रयत्न करावा. श्वसन संथ सुरू ठेवावे. आसनस्थितीमध्ये शक्य तितका वेळ स्थिर राहावे. आसन सावकाश, उलटक्रमाने सोडावे. त्यानंतर दुसऱ्या पायानेही ते करावे.

लाभ : या आसनाच्या सरावाने लवचीकपणा वाढतो. पायांच्या स्नायूंना व शिरांना ताण बसून त्यांचे कार्य सुधारते. उभे राहून त्रिविक्रमासनामध्ये तोल सांभाळता येत नसेल, त्यांनी सुप्तत्रिविक्रमासनाचा सराव करावा.

काळजी : खूप ओढून-ताणून, झटका देऊन आसन करू नये. नियमित सरावाने हे आसन हळूहळू जमू लागते.

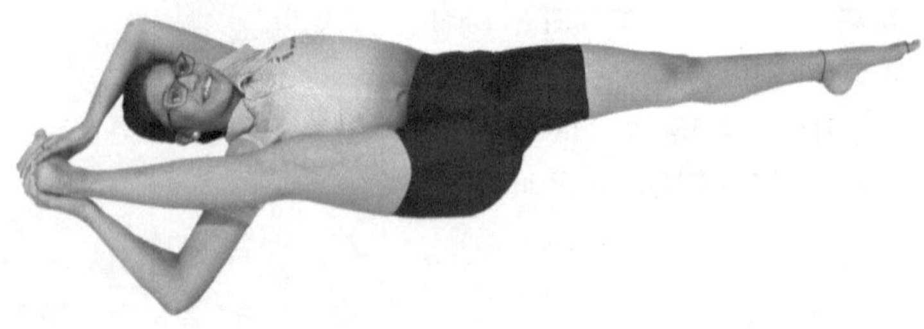

कर्णपीडासन

स्थिती : शयन

हलासनाचा सराव झाल्यानंतर कर्णपीडासन करणे सोपे जाते.

कृती : प्रथम पाठीवर झोपून हलासन करावे. नंतर दोन्ही पायांत थोडे अंतर घेऊन गुडघे वाकवावे. गुडघे, कान व खांदा यांच्याजवळ जमिनीला टेकवावे. हाताने कान बंद करावेत.छायाचित्रात दाखवल्याप्रमाणे आसनस्थिती घेण्याचा प्रयत्न करावा.

लाभ : गळ्यावर पूर्ण दाब आल्याने जालंधर बंध बांधला जातो. थायरॉईडच्या व्याधीवर हे आसन उपयुक्त आहे. पचनाच्या तक्रारी कमी होतात.

काळजी : मानदुखी, रक्तदाब, व्हर्टिगो, हृदयासंबंधीचे त्रास, स्पाँडिलोसिस असणाऱ्यांनी करू नये.

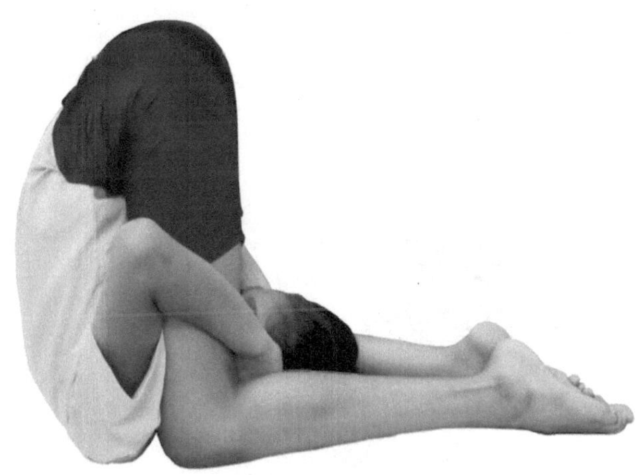

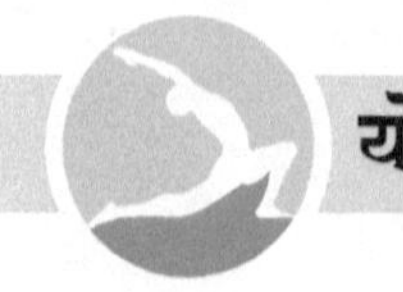

योगनिद्रासन

स्थिती : शयन

योगनिद्रासन हे पाठीवर झोपून करण्याचे आसन आहे. अर्थात शयनस्थितीमधील आसन आहे.

कृती : प्रथम पाठीवर झोपावे. त्यानंतर दोन्ही गुडघे वाकवून हाताच्या आधाराने एकेक पाय डोक्याच्या मागील बाजूला, म्हणजेच मानेपर्यंत वर घ्यावा. आपण एकपादशिरासनामध्ये पायाची स्थिती घेतो त्याप्रमाणे करावे. दोन्ही पाय व्यवस्थित मानेपर्यंत गेल्यावर ते एकमेकांमध्ये अडकल्याप्रमाणे दिसतात. डावा पाय डाव्या खांद्याच्या मागून व उजवा पाय उजव्या खांद्याच्या मागून घेतल्यानंतर दोन्ही खांदे वर उचलले जातात. छायाचित्रात दाखवल्याप्रमाणे हात मांडीवरून पाठीकडे घ्यावे व हातांची बोटे एकमेकांत गुंफावी. श्वसन संथ सुरू ठेवावे. शक्य तितका वेळ आसनस्थितीत स्थिर राहावे. आसन सावकाश, उलटक्रमाने सावकाश सोडावे.

लाभ : या आसनामुळे शरीरातील लवचीकपणा वाढतो. फुप्फुसांचे आणि पोटाचे कार्य सुधारते.

काळजी : खूप ओढून-ताणून, झटका देऊन आसन करू नये. योग्य मार्गदर्शनाने व नियमित सरावाने आसन सहज जमू शकते.

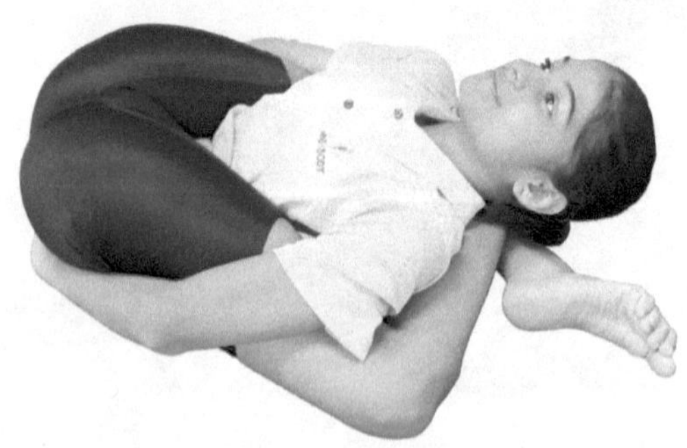

स्थिती : विपरीत शयनस्थिती

हे पोटावर झोपून करण्याचे आसन आहे. धनुरासन कसे करायचे, हे आपण पाहिले आहे. त्याचा व्यवस्थित सराव झाल्यावर पूर्ण धनुरासनाचा सराव सुरू करावा. पूर्ण धनुरासनाला 'पादांगुष्ठ धनुरासन' असेही म्हणतात. या आसनाची अंतिम अवस्था ही धनुष्याच्या ताणलेल्या दोरीप्रमाणे दिसते. पाद म्हणजे पाय, अंगुष्ठ म्हणजे अंगठा व धनु म्हणजे धनुष्य. असे संबोधून याला पादांगुष्ठ धनुरासन असे म्हणतात.

कृती : प्रथम पाठीवर झोपावे. दोन्ही पाय गुडघ्यांत वाकवावेत. डाव्या हाताने डाव्या पायाचा अंगठा व उजव्या हाताने उजव्या पायाचा अंगठा पकडावा. हळूहळू दोन्ही हात कोपरांतून बाहेरील बाजूने वळवून पाय वरील दिशेला घ्यावेत. श्वसन संथ सुरू ठेवावे. हाताने पाय जास्तीत जास्त वरील बाजूला ओढून घ्यावेत. म्हणजेच हात कोपरांतून ताठ होईपर्यंत वर घ्यावेत. सुरुवातीला ते ताठ होणार नाहीत, मात्र योग्य मार्गदर्शनाखाली सराव केल्यानंतर आसन जमू लागते. या आसनामध्ये फक्त पोटावर तोल सांभाळला जातो. शरीराचा जास्तीत जास्त भाग जमिनीपासून वर उचलणे अपेक्षित आहे. आसन सोडताना सावकाश, उलटक्रमाने सोडावे.

लाभ : या आसनामुळे संपूर्ण शरीरालाच ताण बसतो. पोटावर दाब येतो. त्यामुळे पचनाच्या संदर्भातील तक्रारी दूर होतात. पचनक्रिया सुधारते. अतिरिक्त चरबी कमी होते. पायांना व हातांना ताण बसल्याने तेथील रक्ताभिसरण सुधारते. स्नायूंची कार्यक्षमता व ताकद वाढते.

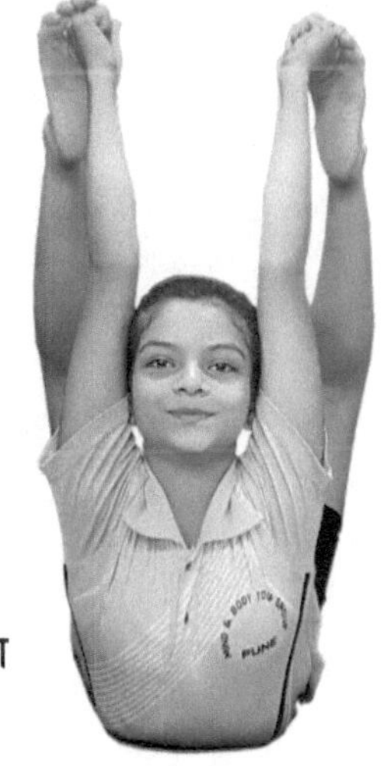

काळजी : पोटाची व पाठीची तीव्र दुखणी किंवा शस्त्रक्रिया झालेल्यांनी करू नये.

स्थिती : दंड-तोलात्मक

हे विपरीत शयनस्थितीमधील आसन आहे.

कृती : प्रथम पोटावर झोपावे. दोन्ही पायांमध्ये साधारण खांद्यांएवढे अंतर घ्यावे. त्यानंतर दोन्ही पाय गुडघ्यांत वाकवावेत. दोन्ही हातांनी पावले धरावीत. त्यानंतर हातांनी पावले जमिनीच्या दिशेला दाबून धरावीत. तळपाय जमिनीच्या दिशेला असावेत. त्यानंतर हनुवटी, चेहरा हळूहळू जमिनीपासून वर उचलावा. पोट व मांड्या जमिनीला टेकलेले असावे. हाताचे कोपरे वरच्या दिशेला असावेत.

लाभ : या आसनाच्या सरावाने पोटावर दाब आल्याने पोटातील स्नायूंची व इंद्रियांची कार्यक्षमता वाढते. वातविकार कमी होण्यास मदत होते. गुडघे अधिक सुदृढ होतात. टाचदुखी कमी होते. पायांचा लवचीकपणा वाढतो.

काळजी : गुडघेदुखी किंवा कोणतीही शस्त्रक्रिया झाली असल्यास योगतज्ज्ञांच्या किंवा डॉक्टरांच्या सल्ल्यानेच आसनाचा सराव करावा. अन्यथा करू नये.

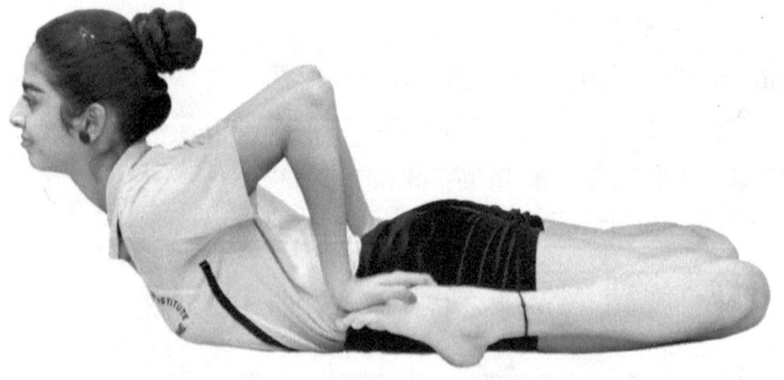

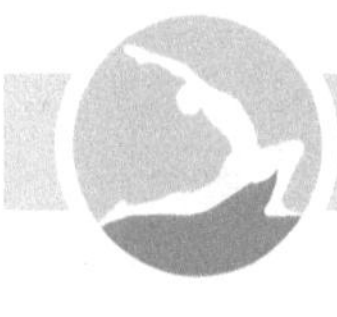

नीरालंब द्विपादराजकपोतासन

स्थिती : विपरीत शयनस्थिती

हे आसन व्यवस्थित करण्यासाठी द्विपादराकपोतासन नीट करता यायला हवे. ते आसन नीट जमू लागले, की नीरालंब द्विपादराजकपोतासनाचा सराव सुरू करावा.

कृती : प्रथम पोटावर झोपावे. दोन्ही हातांचे तळवे खांद्यांच्या बाजूला जमिनीवर टेकवावेत. हळूहळू शरीराचा पुढील भाग म्हणजेच हनुवटी, छाती, पोटाचा वरील भाग जमिनीपासून वर उचलून भुजंगासन करावे. त्यानंतर दोन्ही पाय गुडघ्यांत वाकवून डोक्याला टेकवून द्विपादराजकपोतासन करावे. मांडीचा भाग जमिनीला टेकलेला असावा. श्वसन संथ सुरू असावे. तोल सांभाळला गेला, की एकेक हात जमिनीपासून उचलून वर घेऊन पावलांना पकडावे. छायाचित्रात दाखवल्याप्रमाणे आसन करण्याचा प्रयत्न करावा. हे आसन थोडेसे अवघड आहे. परंतु, सरावाने लहान मुले उत्तम करू शकतात. मोठ्यांनाही जमू शकते.

लाभ : या आसनाच्या नियमित सरावाने पोटाची ताकद वाढते. त्याचप्रमाणे लवचीकपणा आणि एकाग्रता यांतही वाढ होते. स्नायू सुदृढ होतात. वाताचा त्रास कमी होतो.

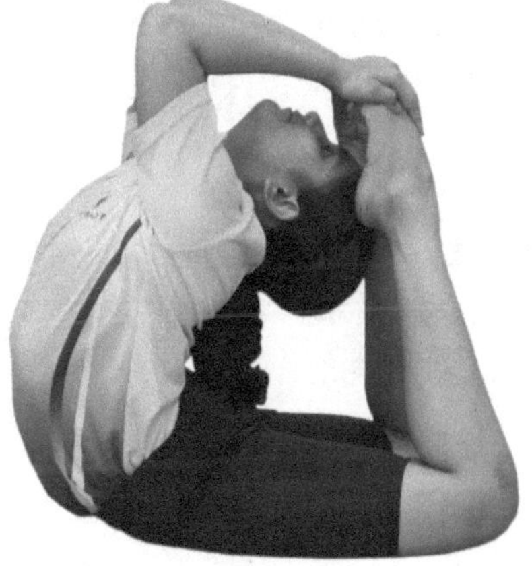

उत्थितहस्त शलभासन

स्थिती : विपरीत शयनस्थिती

आपण 'कीप फिट' या पुस्तकामध्ये शलभासन कसे करतात ते पाहिले आहे. ज्यांना द्विपाद शलभासन व्यवस्थित जमते त्यांनी हातावर तोल सांभाळून शलभासन करण्याचा प्रयत्न करावा. थोडेसे अवघड आसन आहे. परंतु ज्यांना नवीन काहीतरी व रोजच्या सरावापासून वेगळे काही शिकायचे असल्यास या आसनाचा सराव करावा.

कृती : प्रथम पोटावर झोपावे. म्हणजेच विपरीत शयनस्थितीमध्ये. दोन्ही हाताचे तळवे छातीजवळ जमिनीवर टेकवावे. हनुवटीही टेकवावी. आता हाताच्या तळव्यांवर जोर देऊन दोन्ही पाय वरच्या दिशेला उचलावे. यामध्ये शरीराचा जोर हा दोन्ही हातांच्या तळव्यांवर व हनुवटीवर येतो. आसनस्थितीमध्ये पाय वरच्या दिशेला असावेत. श्वसन संथ सुरू ठेवावे. आसन सावकाश सोडावे व मकरासनामध्ये विश्रांती घ्यावी.

लाभ : या आसनस्थितीच्या सरावाने पोटाची ताकद वाढते. पाठीच्या कण्याचा लवचीकपणा वाढतो. रक्तप्रवाह डोक्याच्या दिशेला होतो. डोळे, केस यांचे आरोग्य सुधारण्यास मदत होते. संपूर्ण शरीराचे रक्ताभिसरण सुधारते. हे स्पर्धात्मक आसन आहे.

काळजी : योग्य मार्गदर्शनाखालीच या आसनाचा सराव करावा. अन्यथा कंबर किंवा पाठीच्या स्नायूंना झटका बसून दुखापत होऊ शकते.

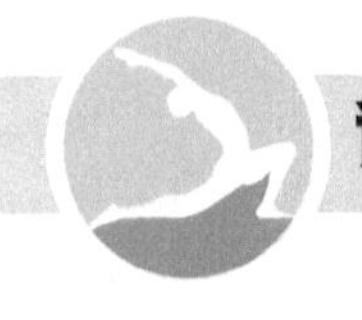

विपरीत नटराजासन

स्थिती : विपरीत शयनस्थिती

हे पोटावर झोपून करण्याचे आसन आहे.

कृती : प्रथम पोटावर झोपावे. एकपाद शलभासन करावे. म्हणजेच एक पाय वर घेऊन दुसऱ्या पायाने मांडीला आधार द्यावा. वर घेतलेला पाय गुडघ्याला वाकवून डोक्याच्या दिशेला घ्यावा. पाय गुडघ्यात वाकवल्यानंतर दोन्ही हात कोपरांत वाकवून छातीजवळ दोन्ही हातांचे कोपरे टेकवावेत. छाती व हनुवटी जमिनीपासून वर उचलावी. वर असलेल्या पायाच्याच बाजूच्या हाताने त्या बाजूचे पाऊल ओढून डोक्याकडे घ्यावे. छायाचित्रात दाखवल्याप्रमाणे आसन करण्याचा प्रयत्न करावा. श्वसन संथ सुरू ठेवावे. एका बाजूने आसन करून झाल्यावर दुसऱ्या बाजूने करावे.

लाभ : या आसनस्थितीमध्ये पोटावर दाब येतो. त्यामुळे पचनसंस्थेचे कार्य सुधारते. वात, अपचन, आम्लपित्त असे त्रास कमी होण्यास मदत होते. पाठीचा लवचीकपणा वाढतो. स्नायू सुदृढ होतात. पाठदुखी कमी होण्यास मदत होते. नेहमीच्या आसनांपेक्षा वेगळे आसन केल्याचा आनंद मिळतो.

काळजी : आसन ओढून-ताणून करू नये. कंबर, पाठीचे तीव्र दुखणे असणाऱ्यांनी, तसेच अल्सर, अपेंडिक्स, कोलायटिस किंवा पोटाचे तीव्र दुखणे असणाऱ्यांनी आसन करू नये. अथवा योग्य सल्ला घ्यावा.

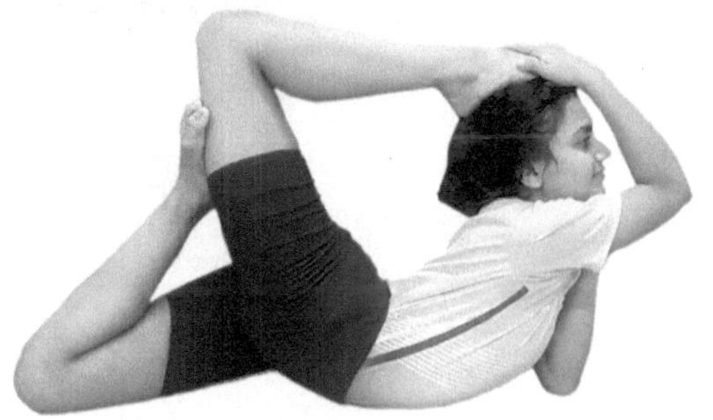

स्थिती : विपरीत शयनस्थिती

या आसनाची अंतिम स्थिती घेण्याकरिता दोन-तीन प्रकार आहेत. आपण पूर्णधनुरासन मधून कसे करतात ते बघू या.

कृती : प्रथम पोटावर झोपून पूर्ण धनुरासन करावे. त्यानंतर हाताने पावलावरचा दाब वाढवून पावले डोक्याच्या पुढच्या बाजूला घ्यावी व हाताने ओढून दोन्ही पावले खांद्याच्या पुढे किंवा कानाच्या रेषेत टेकवावी. त्यानंतर सावकाश हनुवटी जमिनीपासून वर उचलावी. छायाचित्राप्रमाणे आसनस्थिती करण्याचा प्रयत्न करावा.

लाभ : या आसनामुळे शरीराचा लवचीकपणा वाढतो.

काळजी : हे आसन अवघड असल्याने अगदी सावकाश सराव करावा. नियमित व योग्य सराव करून हे आसन जमू लागते.

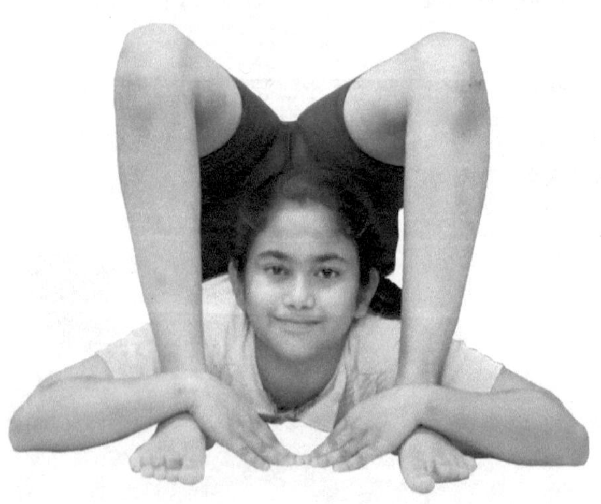

डॉ. मनाली देव

○ आंतरराष्ट्रीय योगपटू, प्रशिक्षक, परीक्षक
○ संस्थापक-अध्यक्ष, माइंड अँड बॉडी योगा इन्स्टिट्यूट, पुणे
○ अपॉस्टॉलिक इंटरनॅशनल युनिव्हर्सिटीतर्फे 'डॉक्टर ऑफ योग' ही मानद डॉक्टरेट प्रदान
○ २० वर्षे योग प्रशिक्षणाचा अनुभव. ३२ वर्षे योगक्षेत्राशी निगडित
○ विविध वृत्तपत्र, स्मरणिका, डिजिटल माध्यम यांमधून अनेक मुलाखती व लेख प्रसिद्ध
○ अनेक शासकीय, निमशासकीय कार्यालये, शाळा, संस्था यांमध्ये योगप्रसार व प्रचाराचे कार्य व मार्गदर्शन
○ अनेक विद्यार्थ्यांचे राज्य, राष्ट्रीय, आंतरराष्ट्रीय पातळीवर उत्तम कामगिरी
○ इंडिया बुक, एशिया बुक ऑफ रेकॉर्ड, वर्ल्ड यंग अचिव्हर्स बुक रेकॉर्डने सन्मानित
○ योगगुरू, मोरया पुरस्कार, स्वयंसिद्धा पुरस्कार, ओम-साईनाथ, युवा श्री, गोल्डन वूमन, सावित्री गौरव, शक्ती, योगरत्न, उत्कृष्ट योगशिक्षक, बेस्ट स्कूल ऑफ योगा, मोरया भूषण, क्रीडाराज्ञी, योगशिरोमणी, जिजामाता पुरस्कार, प्रतिभा सन्मान पुरस्कार अशा राज्य, राष्ट्रीय पातळीवरील अनेक पुरस्कारांनी सन्मानित